乱丁のお詫び

『白内障といわれたら最初に読む本』髙橋　弘毅　著

こちらの書籍において、乱丁が発覚いたしました。
ご迷惑をお掛けし申し訳ございません。深くお詫び申し上げます。

乱丁該当箇所：p.148～p.152 の頁が前後している
p.148 の次頁は p.151 となり、p.151 の次項は p.150、
p150 の次項は p152 となる。

〒150-0043
東京都渋谷区道玄坂 1-12-1 渋谷マークシティ W22 階
サンライズパブリッシング株式会社

お買い求めいただきました方々および関係者の方々へご迷惑をお掛けして、大変申し訳ございません。
今後このような事がないようチェック体制を強化し、印刷・製本会社共々十分注意して参ります。
何卒ご容赦下さいますようお願い申し上げます。

ご不明な点がございましたら、下記までお問い合わせください。
何卒よろしくお願い申し上げます。

お問い合わせ先：サンライズパブリッシング株式会社
TEL:03-5843-4341
FAX:03-6457-7640
Mail: storesales@sunrise-pub.com

2023 年 12 月 7 日

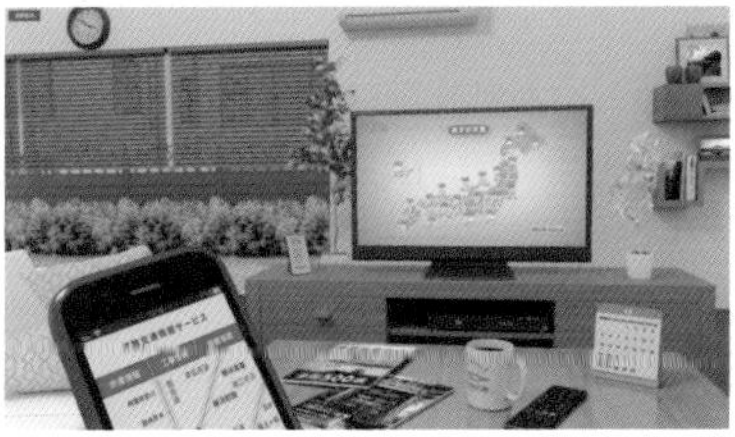

健康な目

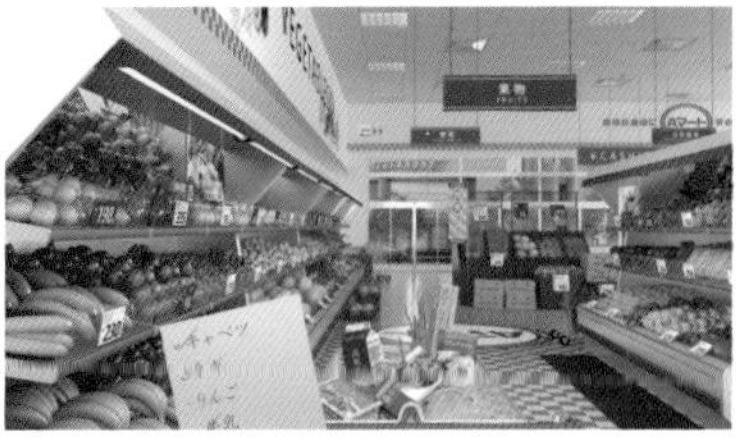

健康な目

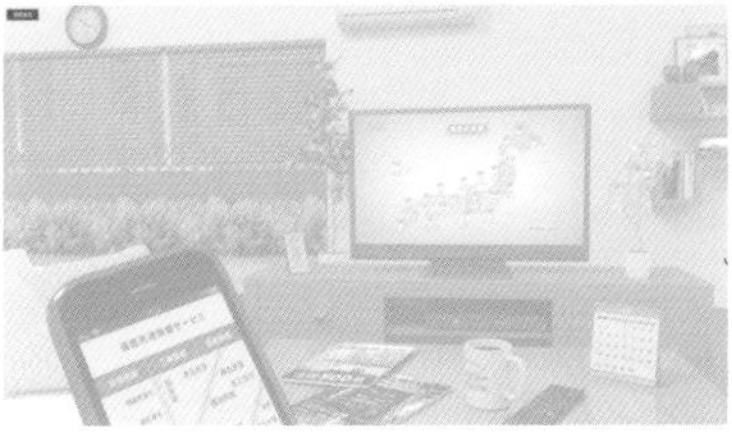

重度のコントラスト感度低下

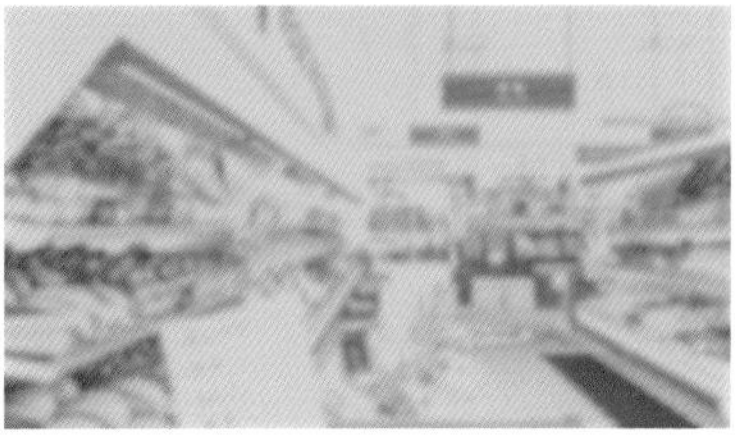

重度の白内障

p56, 57 参照

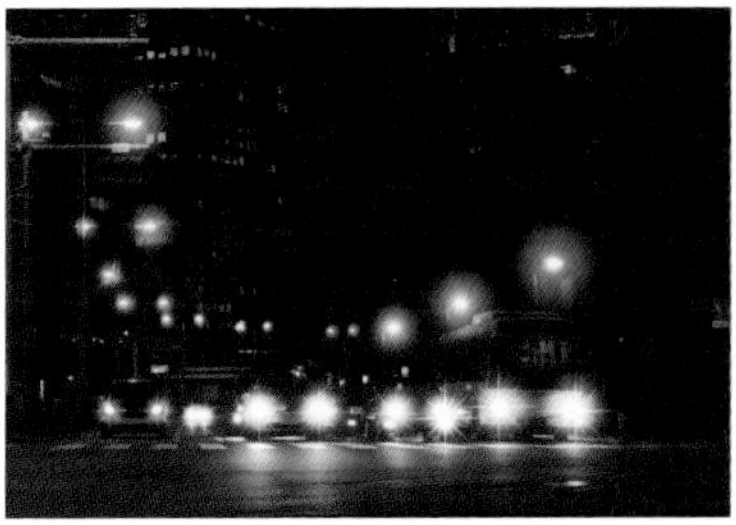

グレアハロー有り

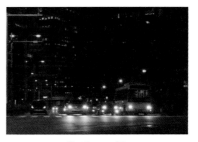

グレアハロー無し

p162 参照

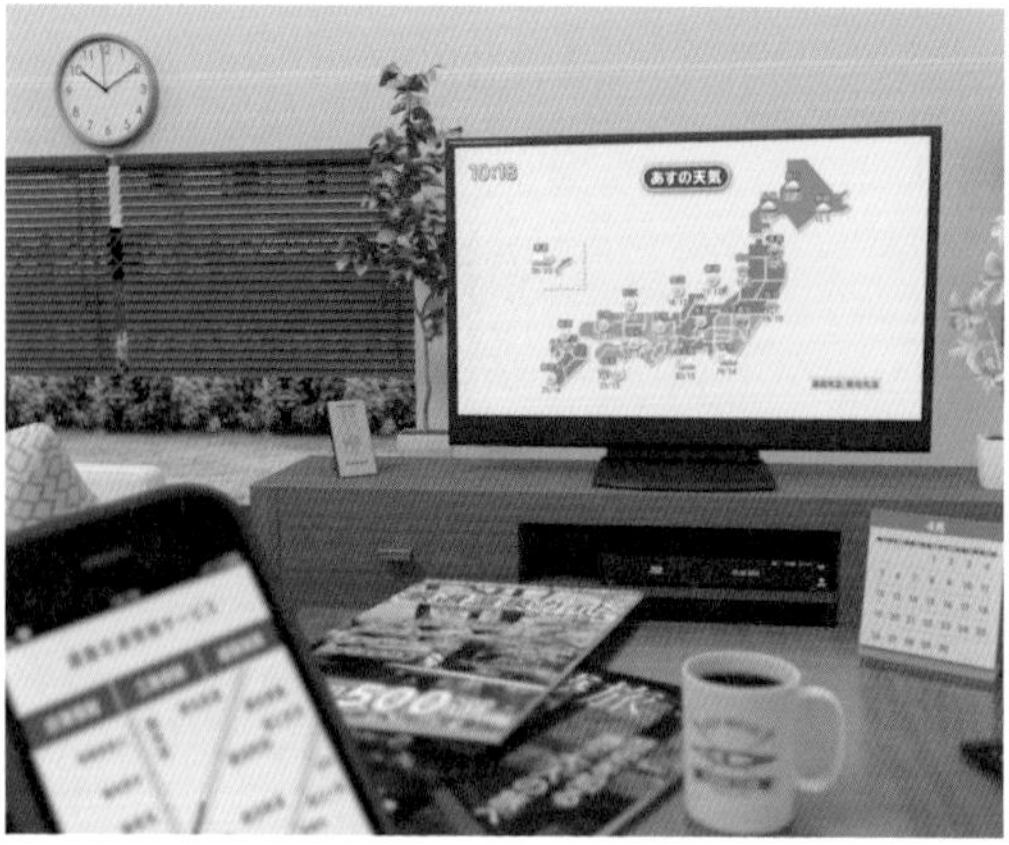

単焦点眼内レンズ
（ピントを遠くに合わせたもの）

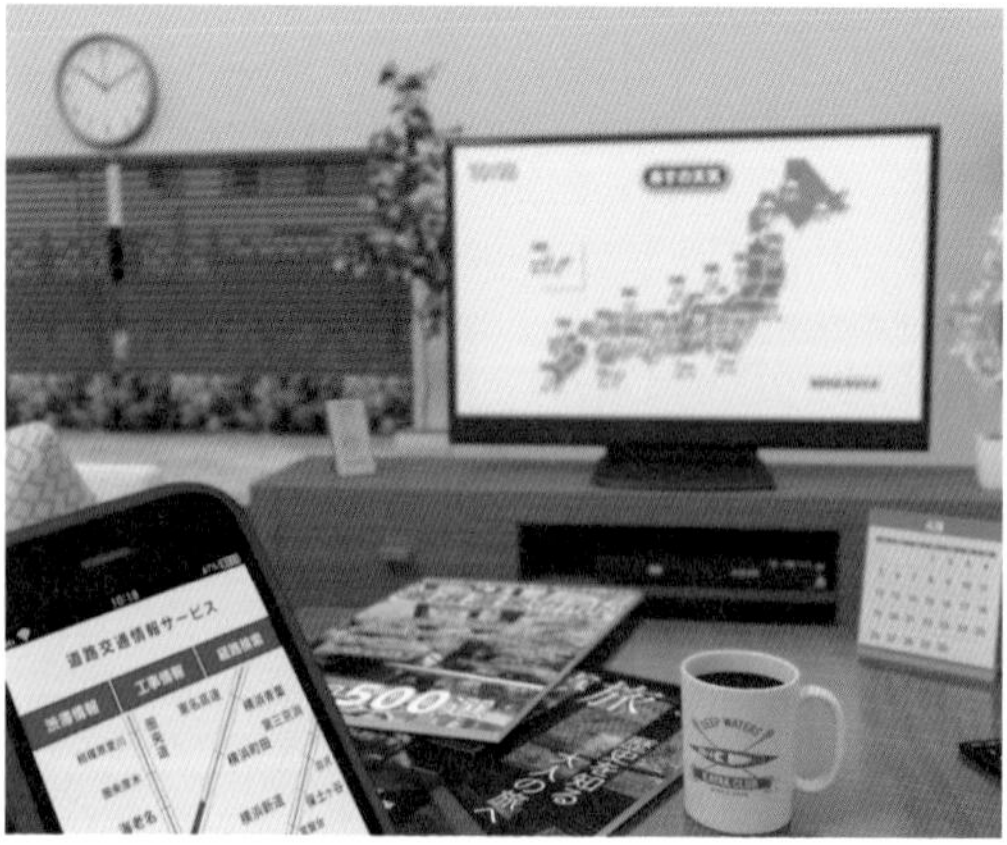

単焦点眼内レンズ
（ピントを手元に合わせたもの）

p154, 155 参照

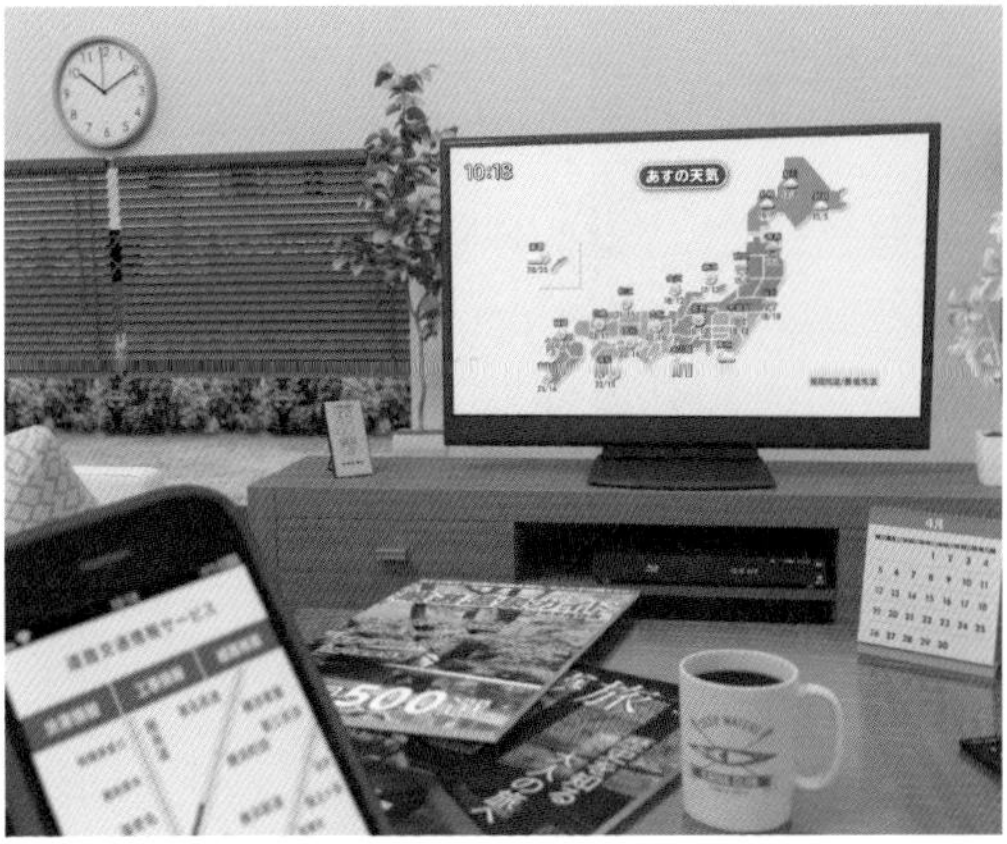

焦点深度拡張型眼内レンズ
（ピントの合う距離の範囲が広い）

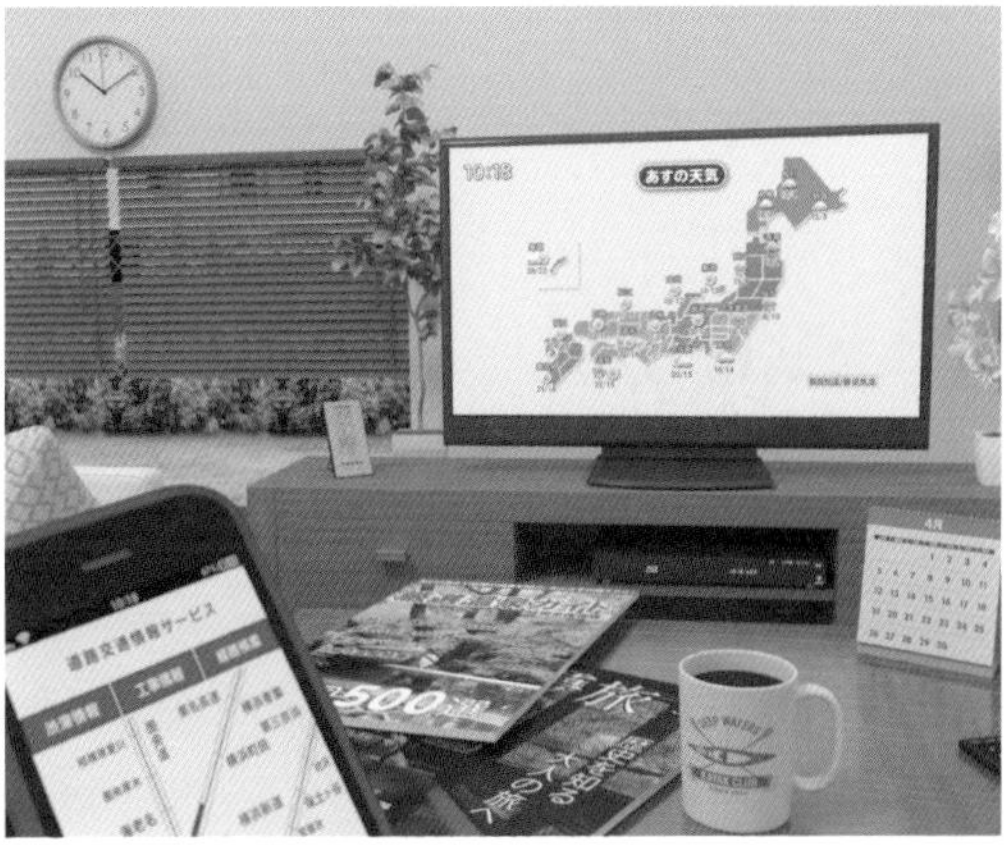

連続焦点型眼内レンズ
（遠方から手元まで連続的にピントが合う）

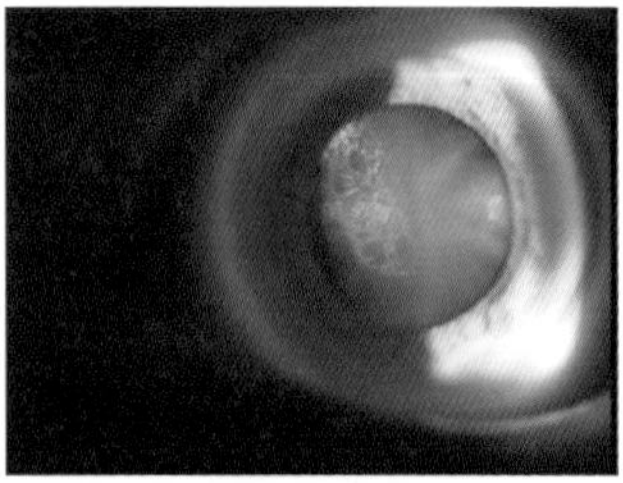

後嚢下白内障　水晶体の袋（後嚢）が濁っています

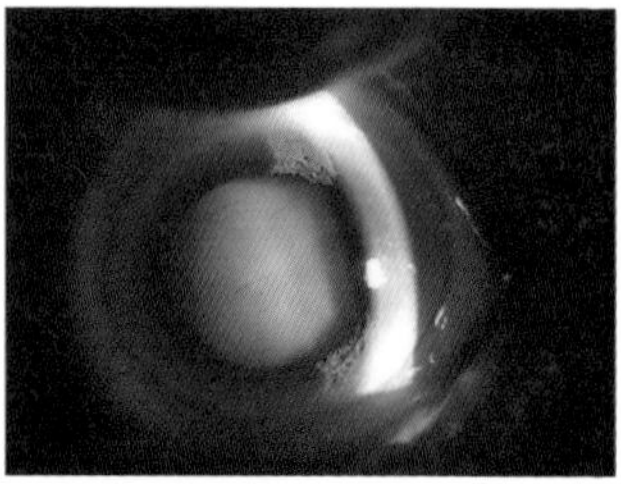

核白内障　水晶体核が茶色に濁っています

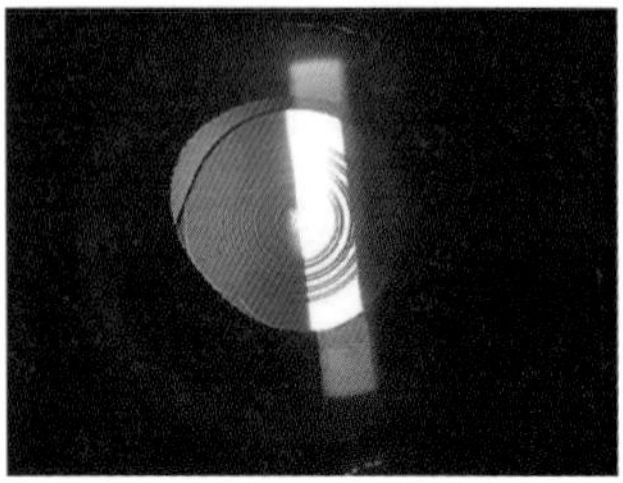

多焦点眼内レンズが入っています。点のマークは乱視の軸を示しています

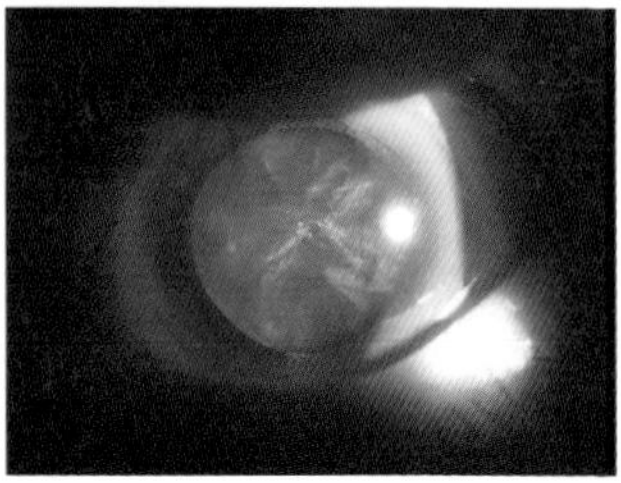

皮質白内障　水晶体皮質が白く濁っています

p34, 35 参照

縦方向や横方向に歪みが生じます

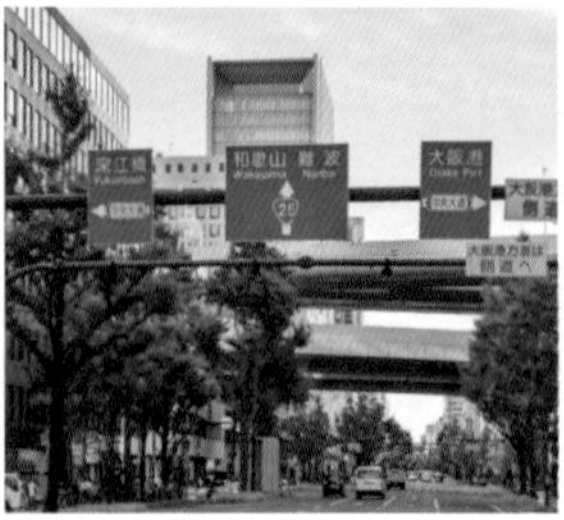

乱視が少ない目

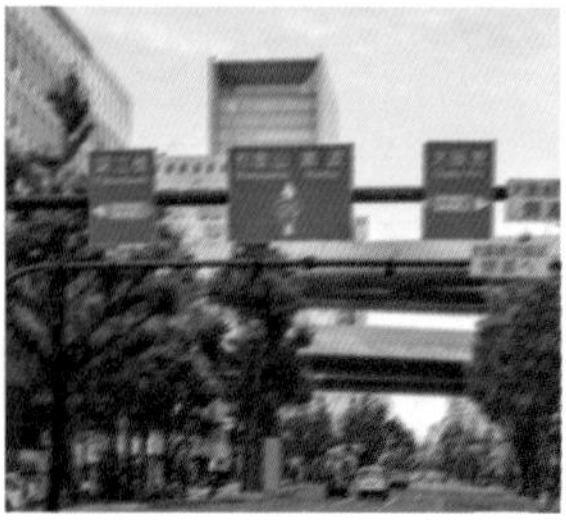

乱視が多い目

p163 参照

白内障といわれたら最初に読む本

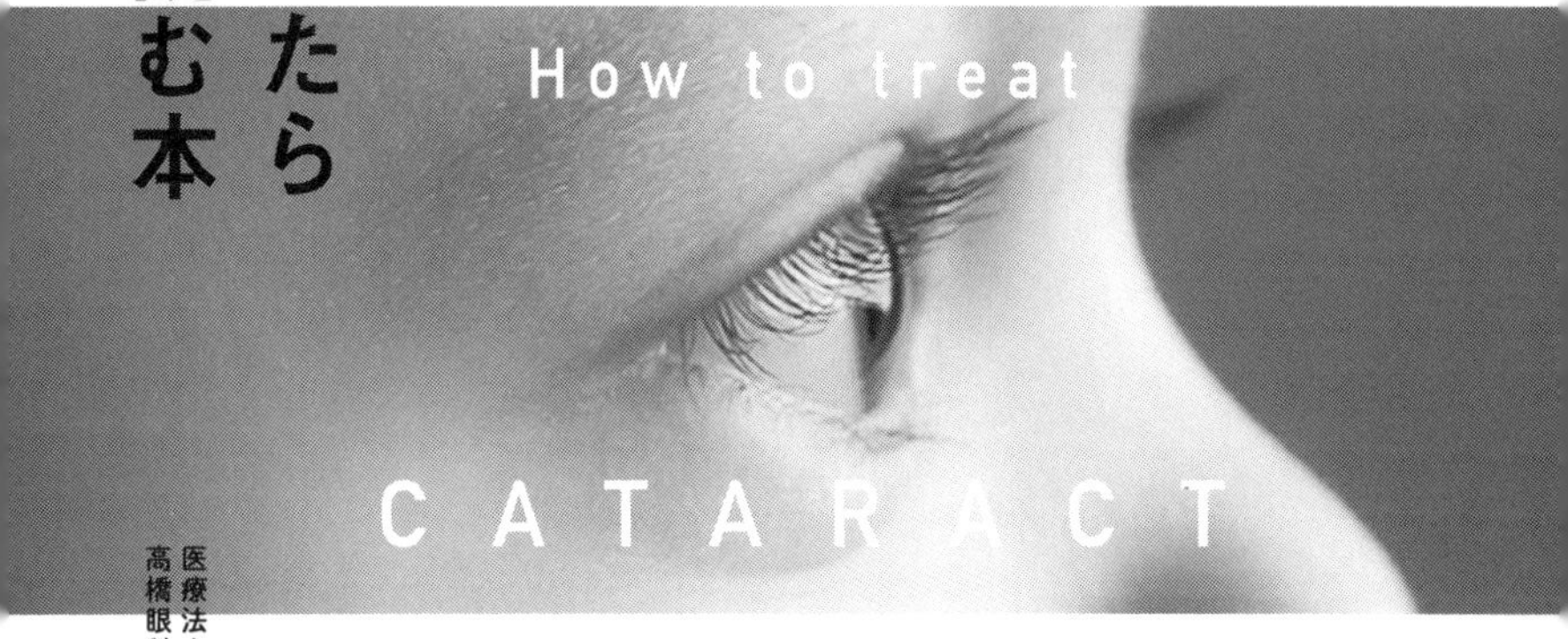

医療法人慶和会
高橋眼科医院院長
髙橋弘毅

SUN RISE

はじめに

「目の手術って、なんだか怖い」

「目の手術って痛みはあるの？」

「手術で目が見えなくなることはないの？」

白内障と診断された患者さんの多くがこのような質問をされます。

おそらく目の手術をするのは「白内障手術が初めて」そんな方が大半でしょう。

といっても白内障手術は、痛みに耐える手術でもなく、合併症を起こすこともほとんどない、極めて安全な手術のひとつです。


ところが、多くの方が「眼」という部分を手術することに抵抗を持ち、

「かかりつけ医の先生から白内障手術をすすめられてもなかなか踏み切れない」

「白内障の手術なんてその気になればいつでもできるから、今はやめておこう」

という気持ちになってしまうようです。

その一方で、

「景色が明るく見えるようになった」

「かすみが減って、運転しやすくなった」

「ぼやけていた視界がクリアになり、仕事がはかどるようになった」

という患者さんの声も多く聞くのがこの白内障という手術の特性です。


はじめまして。

神奈川県横浜市にある高橋眼科医院の院長、髙橋弘毅（たかはし・ひろき）と申します。

開業して18年、地域のみなさまのかかりつけ医として歩んでまいりました。

眼の病気と一口にいってもさまざまな病気がありますが、私は日帰りの白内障手術をこれまでに約10000件ほど行ってまいりました。

多くの患者さんを診させていただく中で感じたのが、「患者さんご自身が正しい知識を持つ機会がなく、白内障手術を受ける機会も逸している」ということでした。

なぜ、白内障手術において、正しい知識を持つことが必要なのでしょうか。

それは、過度に心配を持たず、安心して手術を受けることにつながるからです。手術が必要な時期に手術を受ければ、患者さんご自身の生活の質、いわゆるQOL向上にも寄与することができます。

白内障は見逃すと手遅れになる病気ではないため、過度に恐怖心を持ったりする必要はありません。

だからといって、症状がひどくなってから診察に訪れるというのはあまりおすすめできません。

白内障による視力の低下で起こりうる認知力の低下や、また見えないことでの思わぬ事故等にもつながるからです。

本書では、これから手術を受けようと思っている方、また周りのご家族の方々に知っていただきたいことをまとめました。

白内障の知識、手術前～手術の流れ、また手術後の生活で気を付けていただきたいことなどをわかりやすくお伝えしています。

ぜひ本書をお読みいただき白内障手術への敷居を下げることができたなら、これほどうれしいことはありません。

第2章

手術を受ける前に知っておきたい大切なこと

第3章

白内障の手術について

第4章

患者さんエピソード

序　章

白内障とは

「さいきん、ものがかすんで見える……」

「ピントが合わず、すごく疲れる気がする」

「天気のいい日はとくにまぶしくて、目をあけていられない……」


みなさんは、こんな症状を感じたことはないでしょうか？

「言われてみればそうかもしれない」というものではなく、こうした症状を「常に感じている」のであれば、それは白内障がはっきりと起こっているサインかもしれません。


白内障は、痛い、かゆいといったはっきりとした感覚が起こらないため放置してしまう場合や、中には、「年だからしようがない」といって見え方そのものをあきらめてしまう方もいらっしゃいます。

しかし、白内障はきちんと治療を行えば見え方を取り戻すことのできる病気です。

そのためには、白内障がどうして起こるのか、また白内障の主な症状はなにか、しっかりと知識を得ておくことがとても重要です。

本章では、白内障がいったいどんなものなのか、1つずつ解説していきたいと思います。

白内障が起こるメカニズム

「まぶしい」「ものがかすんで見える」という白内障ですが、その病気を詳しく知るために、まず眼の構造からみていきましょう。

「およそ8割の情報は、目から受け取る」といわれるくらい目は重要な器官のひとつですが、実に複雑な構造をしています。

では、私たちはどのようにものを見ているのでしょうか。

まず、目に入ってきた光は角膜を通ります。

その際虹彩《こうさい》が光の量を調節し、今度は水晶体に入ります。

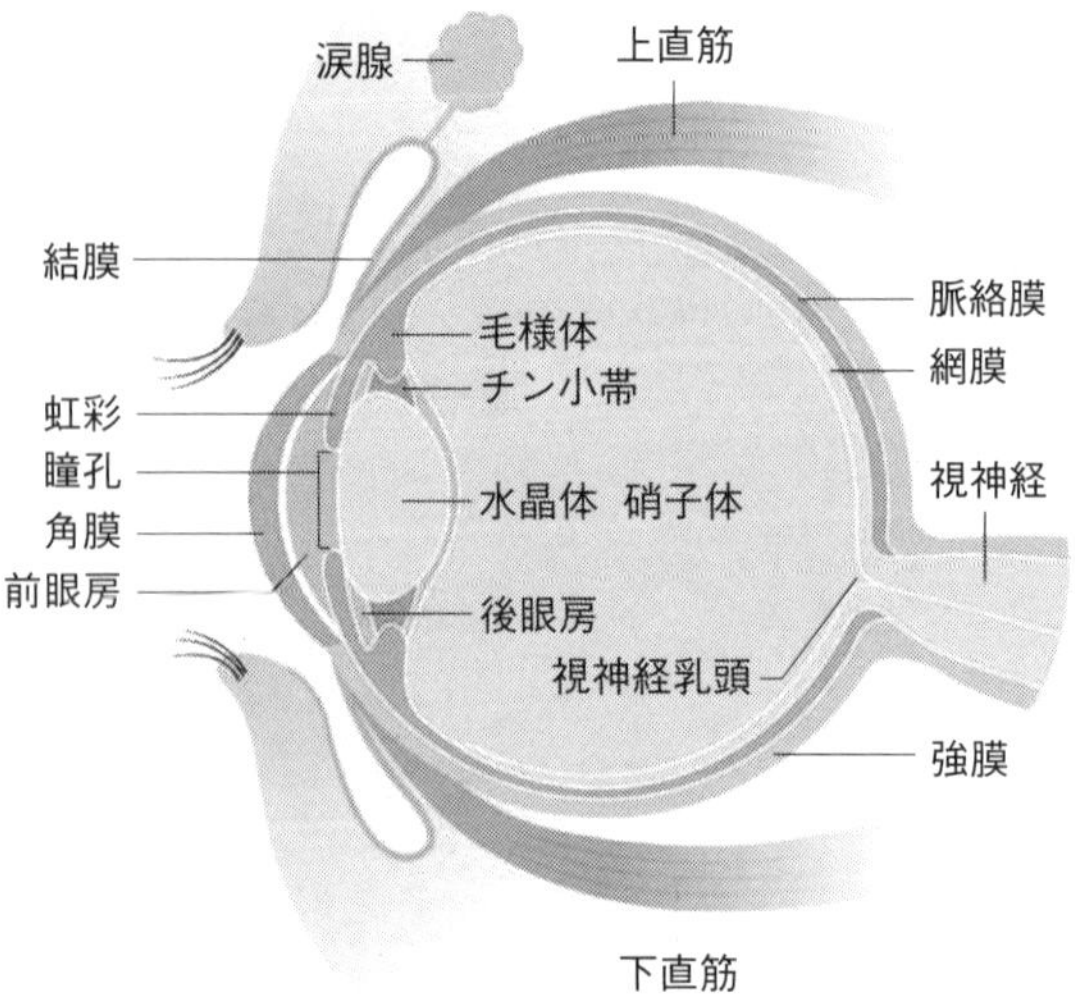

目の構造

ここでピント調節が行われ、水晶体の後ろにある硝子体を通過して網膜へと送られ、焦点が結ばれます。

その情報が脳に伝達されて、はじめて「もの」として認識されるのです。

これらを毎日毎日休むことなく行っています。

その中で、白内障の症状が起きるのは「水晶体」と呼ばれる部分です。

水晶体は角膜の奥にあり、大きさは9㎜、厚さは4㎜で、ラグビーボールのような形をしています。

主に水分とクリスタリンというたん

ぱく質からできているため、透明のラグビーボールといったところでしょうか。

水晶体は前述したとおり「ピントを合わせる」役目を持っています。

カメラも、何かを映そうとするとき、ピントが合わないと手動でレンズを調節したりしますよね。

それを水晶体は自動で行っているのです。

このピント調節は、水晶体のはじにくっついている「毛様体筋《もうようたいきん》」が行っています。

その名の通り「筋肉」なので、水晶体をゆるめたり、引っ張ったりすることができるのです。

例えば、近くのものを見るときは、毛様体筋が収縮して、水晶体を厚くします。

遠くのものを見るときは逆で、毛様体筋がゆるみ、水晶体を薄くさせるのです。

ちなみに、近いところばかり見て、目が疲れるのはこの毛様体筋の疲労によるものなのです。

健康な水晶体は、無色透明で光もよく通してくれるのですが、さまざまな原因でこの水晶体に濁りが生じ、ものが見えづらくなったり、かすんだりします。これを白内障と呼んでいます。

なお、水晶体が濁る原因の9割は主に加齢であり、ひとつの老化現象といってもいいでしょう。

白内障の主な症状

水晶体の濁りが白内障の原因だとお話いたしましたが、では白内障の症状にはいったいどんなものが挙げられるのでしょう。

人によって感じ方や見え方には個人差があるのですが、共通しているのは次の3つです。

- まぶしい
- かすむ
- ものがにじむ、ぼやける、二重、三重に見える

「まぶしい」と感じるのは、晴れた日の日中や、夜間では車のライトや強い照明にあたった時が多いです。

患者さんの中には、

「まぶしくて目があけていられません」

「夜のネオンがまぶしいので涙が出てくることがあるんです」

と言われる方もいらっしゃいます。

「かすむ」現象は、景色やものが白っぽく見えたり、フィルターがかかっているような違和感があるといわれています。

ものをよく見ようとして目をこすったり、マッサージしたりしてもなおらないことから、白内障に気づかれる方もいらっしゃいます。

「にじむ、ぼやける」のは、ものが二重に見えたり、ものの輪郭がつかめない、という症状です。

患者さんの中には「すりガラスを通してものを見ているみたい」と表現される方もいらっしゃいます。

こういった症状は加齢や目を酷使したときなどでも起こりますが、それとの大きな違いは「症状が悪化する」「症状が改善しない」ことにあります。

白内障は風邪やものもらいなどとは違い、放っておいても治る病気ではありません。こうした症状が出たら、「年だから」「老眼だろう」といった自己判断をせず、まずは眼科医にご相談いただけたらと思います。

どんな人が白内障にかかるのか

では、どんな方が白内障にかかりやすいのでしょうか。

ここに興味深いデータがあります。

厚生労働省の研究によると、一般的な老人性白内障の初期段階の症状が認められたのは、50代で37〜54％、60代で66〜83％、70代で84〜97％、80代でほぼ１００％というデータがあります。

このことからも、50代以降になれば「誰でもかかる病気」といっても過言ではないでしょう。

もちろん、白内障にも程度があり、90歳代でも水晶体がそれほど濁っていない方もいらっしゃいます。

ご本人が日常生活にそれほど不便を感じなければ、手術を行うことはありません。実際、白内障の手術をせずに一生を終える方も一定数いらっしゃいます。


一方で30代や40代といった若い方でも白内障になる方はいらっしゃいます。とくに私が診療していて感じるのは、30代後半～40代の働き盛りの方が白内障にかかるケースが意外と多いということです。

若い方が白内障にかかると、仕事に大きな影響を与えます。

そういう意味でも「まだ若いから、しばらくすれば治るだろう」と思わずに、やはりかすみやまぶしさを感じたら、眼科を受診するようにしましょう。

それ以外で白内障にかかりやすい方は、主に次の5つが考えられます。

- 糖尿病や高血糖、肥満の方
- 過去に目をけがしたことがある方

・アトピー性皮膚炎の方
・ほかに目の病気を持っていらっしゃる方
・ステロイド剤等の薬剤を使用している方

それぞれ解説していきます。

まず糖尿病の場合は、合併症のひとつに「糖尿病性白内障」が挙げられます。

これは、血液中の余った糖が水晶体の濁りを起こすというもので、全身の合併症を持っている患者さんの中で、約26％が糖尿病だった、というデータがあります。

糖尿病は、白内障を発症させるリスクのひとつといっていいでしょう。

リスクに関連していえば、「肥満」もそれに該当します。

肥満は血糖値を急上昇・急降下させる血糖値スパイクを引き起こしやすい環境にあります。

また、内臓脂肪の蓄積からくる動脈硬化など、病気のさまざまなリスクファクターになります。

体の酸化・老化が引き起こされることによって、白内障を発症しやすくなるのです。

一方、痩せすぎも白内障のリスクになるとの報告があります。

低栄養による抗酸化栄養素の不足が関係しているかもしれません。


「運動不足で食事のバランスが崩れている」「肥満で血糖値も高い」方は、白内障のリスクを減らす意味でも生活習慣の改善から始めていきたいですね。

飲酒の習慣もアルコールによる酸化ストレスにより白内障のリスクを上げるという報告があります。


つぎに過去にけがをした方の場合です。

ボールが目に当たる、目に何かをぶつける、事故などで目を負傷したりすると徐々に水晶体が濁っていき、数年後に白内障が見つかることがあります。

老人性白内障と違って、症状が急速に進む場合もあるため注意が必要です。

交通事故やケガなどで目の周辺をぶつけたことがある場合は、視力の低下や、かすむといった症状に注意しておいた方がいいかもしれません。

つぎにアトピー性皮膚炎を持っている方の場合です。

「アトピー性白内障」と呼ばれ、40歳代以下の若い方に発症するのが大きな特徴です。詳しい原因はわかっていませんが、アトピーのかゆみから、小さな頃から目の周辺をこすったり、かきむしったりするような刺激が長年の間に蓄積され、水晶体の濁りを引き起こすと考えられています。

アトピー性白内障のもうひとつの特徴は、発症すると突然見えづらさを感じるようになります。

また、こちらの場合も症状が急速に進行し、著しい視力低下が起こることもあります。

なおアトピー性皮膚炎の方は目を常にこするため網膜剥離のリスクも上がります。目のアレルギーの治療をすることでリスクを減らすことができます。

白内障にかかりやすい方の特徴をご紹介してまいりましたが、そのほか「ぶどう膜炎」という目の炎症の病気に白内障が併発するケース、網膜剥離や緑内障などの目の手術の後に白内障が発生する場合もあります。網膜剥離とは眼底の「網膜」という神経の膜が剥がれて放置すると失明する病気で、早期の手術が必要となります。緑内障とは眼圧の上昇などの影響で、目に入った光の信号を脳に伝える「網膜神経線維」が減少して視神経が弱くなり視野が狭くなる病気で、眼圧を下げる点眼薬を使用して進行を抑えますが、複数の薬を使用しても視野障害の進行が防げない場合、眼圧を下げる手術を行うことがあります。こうした手術の後に白内障が進行することがあります。

また、ステロイド剤等の薬剤によって白内障を起こすこともあります。

目の持病を抱えている方や、ステロイドの薬剤を常用している方は、白内障のリスクが高まりやすい傾向にあります。

定期的に目の検査を受け、主治医の先生の診療を欠かさないようにしましょう。

熱中症と白内障

最近の研究で「熱中症」が白内障のリスクを上昇させることが分かりました。体温、眼球の温度の上昇により水晶体のたんぱく質が変性、混濁すると考えられます。対策は体温、眼球の温度を下げることです。暑いところで過ごした後は冷たいタオルで目を冷やすのも有効かもしれません。地球温暖化が進行していますのでこれからも気をつけたいところです。

水晶体の濁り方によって、白内障は3種類に分けられる

本章の冒頭で、「白内障は水晶体の濁りによって起きる」とご紹介いたしましたが、じつはこの濁り方によって白内障は主に次の3種類に分けられます。

・皮質白内障
・核白内障
・後嚢《こうのう》下《か》白内障

それぞれについて詳しく説明していきます。

水晶体は、中央に「核」と呼ばれる部分があり、それをぐるっと取り囲むように

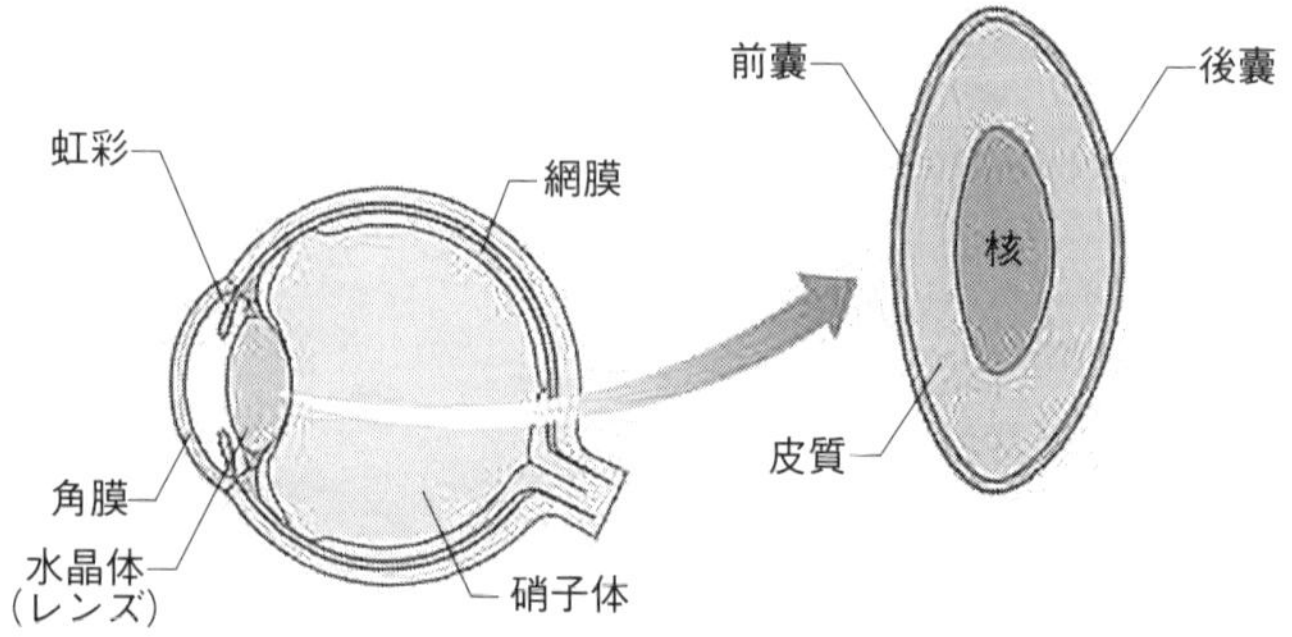

水晶体の位置と構造

「皮質」がついています。

「皮質白内障」とは、外側にある皮質が濁る白内障です。

主に老人性白内障に見られます。

進行してくると濁りが強くなるため、視力低下やまぶしさを訴える患者さんが多くいらっしゃいます。

それに対して、中心の「核」の濁りが起こるタイプを「核白内障」といいます。

核白内障は皮質白内障とは異なり、白く濁ることはなく、黄色味や茶色味が強くなる傾向にあります。

まぶしさのほか、水晶体の芯の部分が濁ることにより屈折度が強くなり、近視が進行します。そのため

「眼鏡をつくり替えてもすぐに合わなくなってしまう」ことや「老眼が治ってきて、遠くのものが見えづらくなった」と訴える方が多くいらっしゃいます。

また、核白内障の場合は、核が硬くなってしまうため白内障手術の際超音波での核の破砕に少し時間がかかったり、炎症が起こりやすかったりする場合もあります。

水晶体は角膜の奥にあり、大きさは9㎜、厚さは4㎜だとお伝えいたしましたが、その水晶体は薄い膜によっておおわれています。

この膜の前側を「前嚢」、後側を「後嚢」と呼び、後嚢部分が白く濁るのが「後嚢下白内障」です。

主に糖尿病の方や、ステロイド剤を常用している方に多く見られます。

このほか、前嚢部分が濁る「前嚢下白内障」もあり、アトピー性白内障や外傷性白内障の方に多いです。

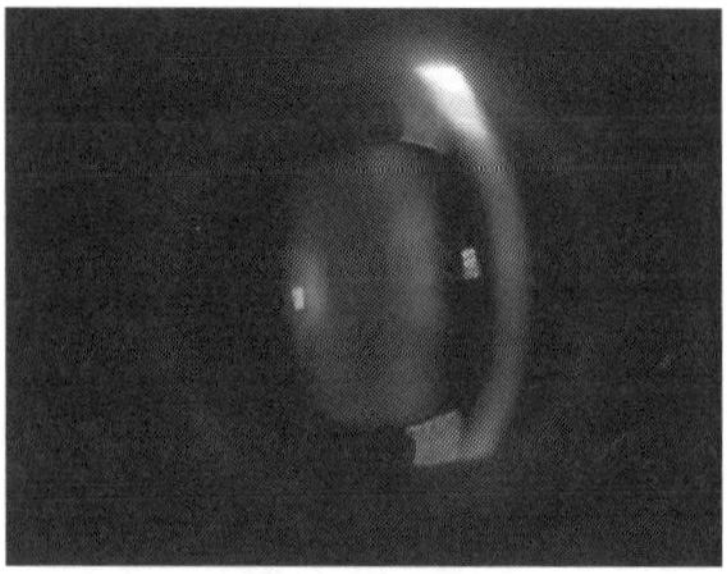

透明な水晶体

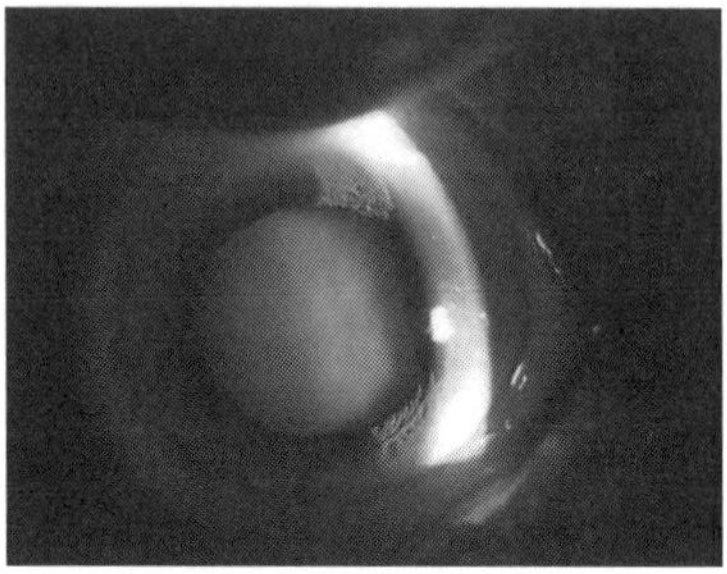

核白内障　水晶体核が茶色に濁っています

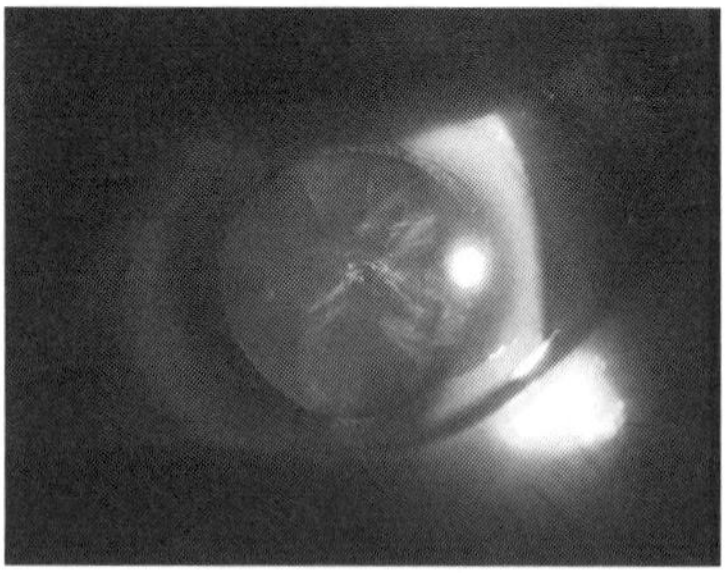

皮質白内障　水晶体皮質が白く濁っています

巻頭カラーページ参照

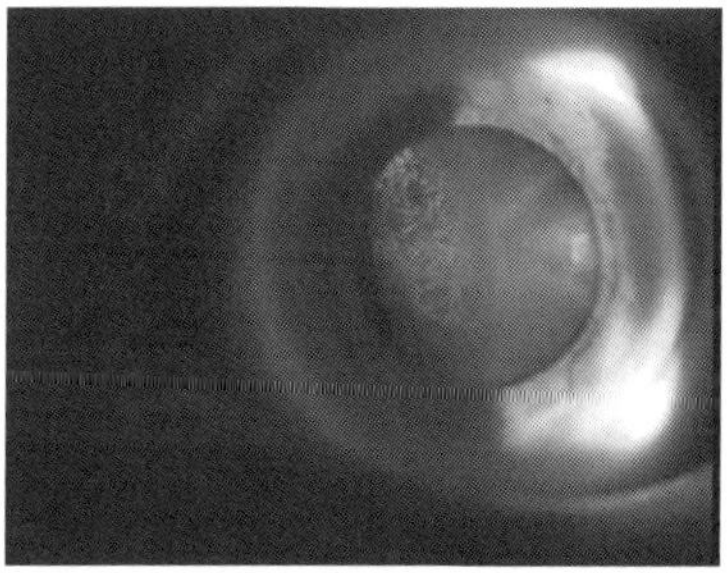

後嚢下白内障　水晶体の袋（後嚢）が濁っています

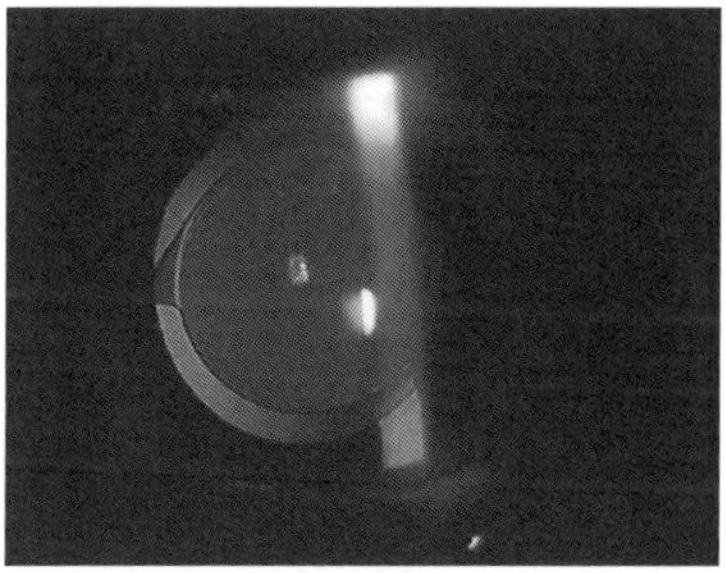

単焦点眼内レンズが水晶体嚢（ふくろ）に入っています

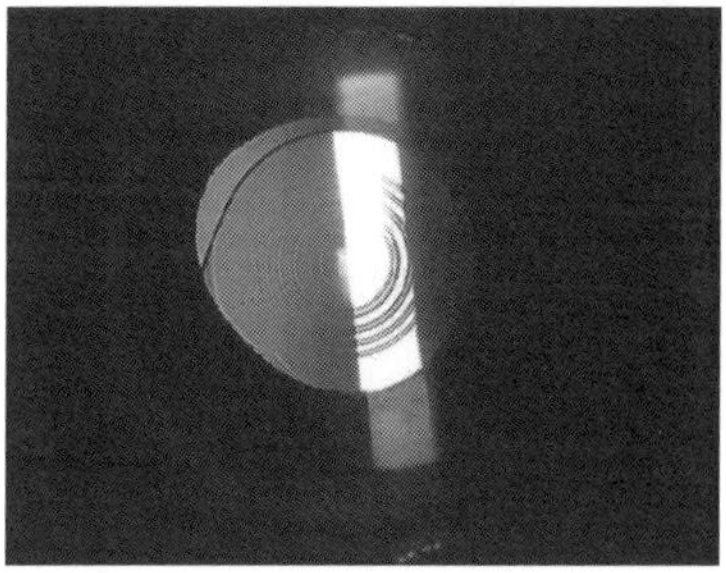

多焦点眼内レンズが入っています。点のマークは乱視の軸を示しています

巻頭カラーページ参照

生活面でどんな支障が出てくるのか

白内障は、手術でしか治らないとお話しました。

「白内障と診断されて目薬を渡された」という患者さんもいらっしゃると思いますが、こちらは水晶体の濁りをきれいにする作用はありません。

「水晶体の濁りが進行するのを抑える」ということでしかないのです。


では、白内障でいるとどんな支障が出てくるのでしょう？

まず考えられるのは、視力の低下によるものの見えづらさでしょう。

家族やご友人などの周りの方の顔がはっきり見えなくなる。

日中はまぶしいので、車の運転中目をつぶってしまうことがある。

周りの景色がぼやけて、水の中をのぞいているみたいだ。

スリガラスを通したようにかすんで見える。

こうした見えづらさによって、転倒したりものにぶつかったりするリスクも考えられます。

車を運転する仕事をしている方は、業務に支障が出る場合もあるでしょう。


さらには、日中屋外に出るとはまぶしいため引きこもりがちになる傾向もあります。

とくに高齢者の方は、白内障が進むと引きこもりがちになるだけではなく、認知症のリスクが上がるといわれています。

「目は脳の窓である」と言われますが、人間は情報の約90%を視覚から得ています。

視覚が遮断されてしまうと、情報伝達の信号が脳に送られなくなり、脳の認知機能が落ちてしまいます。

すなわち、白内障は認知症を引き起こすきっかけになる可能性があるということです。

最近のイギリスでの報告によると白内障に加えて糖尿病、高血圧、心臓病、脳卒中、うつ病といった全身疾患を持つ人は、白内障および全身疾患を持たない人に比べて、認知症を発症する確率が1・2倍から約2倍高かったそうです。

実際、私の患者さんでも80代で認知機能の低下がみられた方が、ご家族の支援をいただきながら白内障手術をすると、言葉や行動がはっきりして元気になられる方がいらっしゃいます。

「先生、テレビがよく見えるようになりました」「手術をしてよかったです」という声を聞くと今までいかに不自由な思いをされていたのだろうかと感じます。

実は、白内障は一般的に「ゆっくり進行する」ことが多く、数年～数十年かけて水晶体も徐々に濁っていきます。

これに並行して「ゆっくり」見えづらくなっていくため、患者さんご本人が見えづらさに鈍感になってしまうケースもあるのです。

「最近よくつまづくようになった」「転倒することが増えた」という行動の背景には、白内障が隠れている場合があります。

患者さんご自身だけではなく、ご家族もまた行動の変化に注意していただけたらと思います。

転倒により骨折、寝たきり、となるのは是非とも避けたいですね。

放っておくとどうなるの？

基本的に白内障手術は強制できるものではありません。

日常生活にあまり不便を感じず、ご本人が現在の見え方に納得されているのであれば、様子を見るという選択肢もあります。

しかし、その一方で白内障を放置することで生じるけがや認知機能の低下のリスクは考えておいた方がよいでしょう。

また、白内障が重度になってしまうと、水晶体が溶けてしまってぶどう膜炎を起こしたり、あるいは水晶体が膨らむことで眼圧が急上昇し、急性緑内障になってしまうような場合もまれにはあります。

ぶどう膜炎や緑内障を発症してしまうと、最悪失明に至るケースもあります。

また、重度の白内障は手術が難しくなり、水晶体落下などの合併症の危険が上がります。

もちろん近年ではそこまで進行するまで手術しないケースは珍しいものの、白内障を放置するリスクとして知っておいた方がいいでしょう。


白内障は一般的にゆっくり進行するとお伝えしましたが、いつも進行のスピードは同じとは限りません。

ある一定の段階まででくると、急に見えづらくなったりする場合もあります。

また、放置するリスクとして「すぐに手術が受けられない」ということもあります。

後半の章で詳しく述べますが、白内障手術を受けたいと思っても、ほかの患者さんの都合等によって、診断から実際の手術をするまで数ヶ月から半年ほどブランクが空く場合もあります。

「白内障が見つかっても、すぐに手術できるだろう」

「どうせ手術で治るからしばらく放っておいてもいいや」

と思わずに、白内障と診断された場合は、同時に手術するかどうかを前もって考えておくことが重要です。

第1章

白内障と言われたら

白内障手術は日本では年間160万件行われている非常に安全性の高い手術です。

序章では、白内障の症状や放置するリスクなどをお伝えしてきました。

では、実際白内障と診断されてから、どんなことに気を付けておけばよいのでしょうか。

手術における心構えや、予備知識等について、事例を交えながらお話していきたいと思います。

60代・ドライバーSさんのケース

Sさんは、タクシードライバー15年にもなる、ベテランドライバー。

ただ1年ほど前から、視力の低下や見えづらさに悩まされていました。視力の悪さを感じるとそのたびに眼鏡を何度も作り替え、日中はサングラスをかけるなどをして、何とか運転を続けていたのです。

Sさんは若い時から視力がよく、また眼科にかかったこともほとんどありませんでした。

そのため、「自分は目はいい方だ」と思っていらっしゃいました。

しかし、夜間の運転で信号や店舗の看板に取り付けられているネオンがチカチカまぶしく感じられるようになり、「これはいよいよ危ない」と感じ、当院を訪ねていらっしゃったのです。

症状を聞き、早速視力検査をしてみると第二種運転免許の更新ができないほど、視力が落ちていました。

私はすぐに白内障の手術をすすめ、結果的にSさんは2ヶ月後に白内障の手術を受けました。

若い時から視力の低下などもなく、眼科に通ったこともないSさん。

手術を受ける前は少し不安もあったようですが、「仕事に支障が出ているのでやむなし」と決断されました。

両目の手術は無事成功。手術後の回復も良好でまぶしさも消失。

無事免許更新の際の視力検査もパスすることができました。

「こんなことなら症状がひどくなる前に手術を受けておけばよかった」

と話すSさんの姿がとても印象的だったのを覚えています。

手術を検討すべきタイミングは、人それぞれ。ドライバーなどは早めに検討を

白内障は適切な処置をすれば視力が回復する病気です。

とはいえ、Ｓさんのように手術をすぐに受ける方ばかりではありません。日常生活でそれほど支障を感じない場合や、「どうしても手術が怖いからやりたくない」という方もいらっしゃいます。

症状が落ち着いていて進行がゆっくりの場合は、経過観察をしていい場合もあります。

ただし、Ｓさんのようにドライバーをしている方や、エンジニアやデザイナーなど長時間パソコンを見つめて作業をする方、また建築、塗装関連といった色を扱う仕事

をする方は、白内障が仕事の障害になります。

手術をすることで症状が軽快するため、なるべく早く手術を受けた方がよいでしょう。


そういう意味で、白内障手術をするタイミングは、患者さんそれぞれの価値観やライフスタイルによって「かなりの個人差がある」と感じています。

例えば60代の女性が2人いたとして、1人はフルタイムで仕事をしている、もう1人の方は週2日のパート勤務をしている、というだけでも生活習慣は異なってくるでしょう。

「友人や知人の方が白内障手術をした」という話は参考になりますが、やはり最後はご自身がどんな生活が送りたいのか、どうしたいのかをしっかり考えておくことが大切です。

そのためには、何でも話せるかかりつけの眼科医を持っておくことも求められるでしょう。

すぐに手術をするとき、様子を見るとき

前述したように、白内障と診断されたからといって、全ての方が手術をしなければならないわけではありません。

ただし、白内障が末期まで進行し、水晶体が「成熟白内障」と呼ばれるような状態になってしまっている場合はなるべく早く手術をします。

そこまで進行してしまうと、どうしても日常生活に影響がでてしまいますし、手術も困難なものになりますので、一刻も早く行わないといけない状態だと言えます。

成熟白内障ですと、外から見ても水晶体が白く濁っているのがわかる程になります。ここまで放置されるのは稀で、通常はそこまで行く前に眼科を受診されます。

見え方というのは、検査は出来ますが感じ方には個人差があります。

リタイアされて日常生活に支障がないから、ある程度ぼやけていても気にしない、という方がいらっしゃる一方、現役世代でパソコンを使ってバリバリ仕事をされている方にとっては、少しの見えづらさでも辛く感じる場合があるでしょう。

こういったことはその方の感じ方やライフスタイルとの兼ね合いであり、手術をする、しないというのは患者さんの気持ちにも左右されるものなのです。

例えば年齢的に高齢の場合、症状がひどくなければ進行を遅らせる点眼薬で様子をみることも多いもの。

実際白内障の有病率は70歳でほぼ100%と言われていますが、手術を受けずに天寿を全うされるかたも一定数いらっしゃいます。

また定期検診で半年〜一年という期間でそれほど進行がない場合は、ご本人の希望が特になければ手術をしない場合が一般的です。

ただし、それはしっかりと通院して定期的にチェックが出来る場合です。

もしお仕事が忙しかったり、性格的に定期通院が合わない場合は、進行度合いにもよりますが放置せずに手術するべきか主治医とよくご相談することをお勧めします。

あなたは大丈夫？　白内障チェック

□かすみ、眩しさ、見えづらさなどにより生活や仕事が不自由である
□人の顔がよくわからない
□眼鏡を使用しても自動車免許の更新ができなかった（視力の基準：自動車は普通第1種、2種で両眼の矯正視力0・7以上、片眼0・3以上。原付は両眼0・5以上。大型第1種、第2種などは両眼0・8以上、片眼0・5以上。その他深視力や片眼の視力が不良の場合視野の基準あり）。運転に不安がある。
□天気の良い日にはまぶしくて困る
□老眼鏡をかけても文字が読みにくい
□視力が悪いほうの目だけでは歩きにくい

□距離感がなくなってきて、階段の上り下りが不安だ
□よくつまづく、転ぶ。
□一人暮らしなので、目が見えないと生活が不安だ
□室内では問題ないが、日差しの強い屋外では視力が低下する
□長時間の読書は目が疲れてできない。目がかすんで疲れやすい
□精密な作業（趣味も含める）をすることがあるが、視力が低下してきて続けられないことがある
□眼鏡店でメガネを作り直そうと思ったが、視力が出ないといわれた
□左右の視力に差があり、見えにくい方の目が良い方の目の邪魔をしているような気がする
□老眼鏡をかけても新聞が読めないので、拡大鏡（ルーペ）が必要だ
□細かい文字を読むのがおっくうだ
□両眼の視力の差が大きいと感じる
□視力が回復するなら、手術を受けてもいいと思っている

□テレビの字幕などがみえなくなった
□視力が低下してきたので将来が不安だ

これらの症状が多く当てはまるようであれば白内障やその他の目の疾患の症状が疑われます。眼科医の診察を受けるようにしましょう。

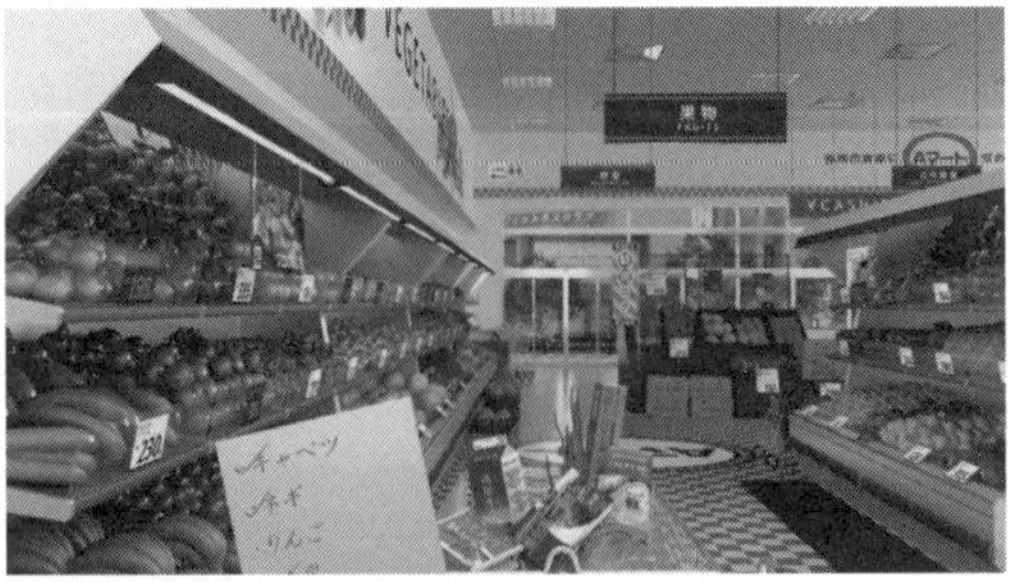

健康な目

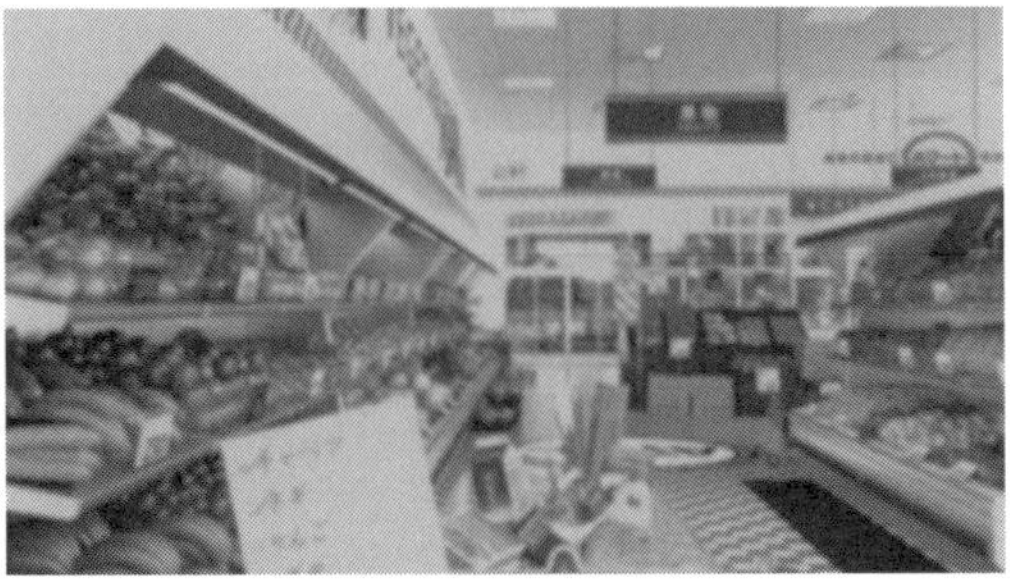

中程度の白内障

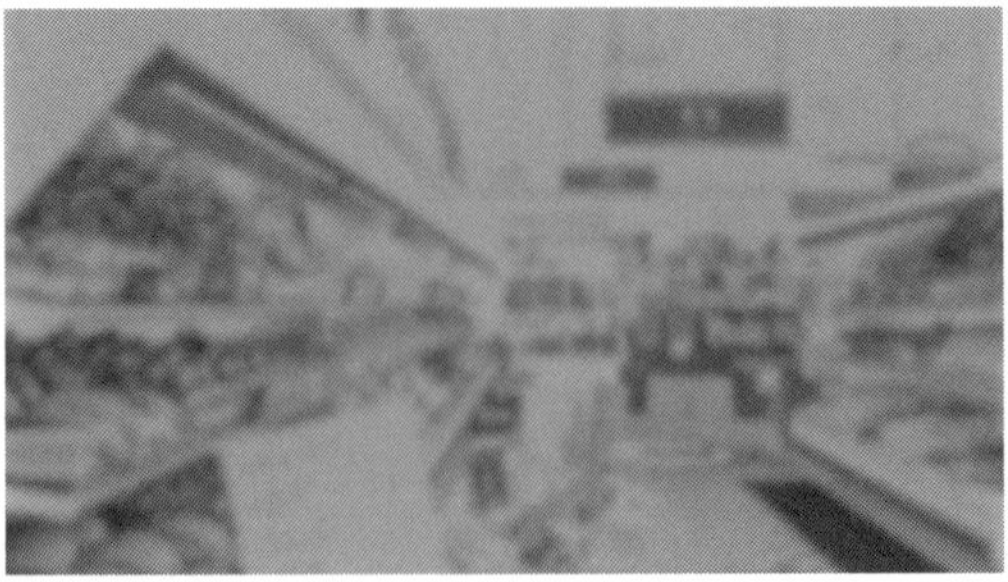

重度の白内障

巻頭カラーページ参照

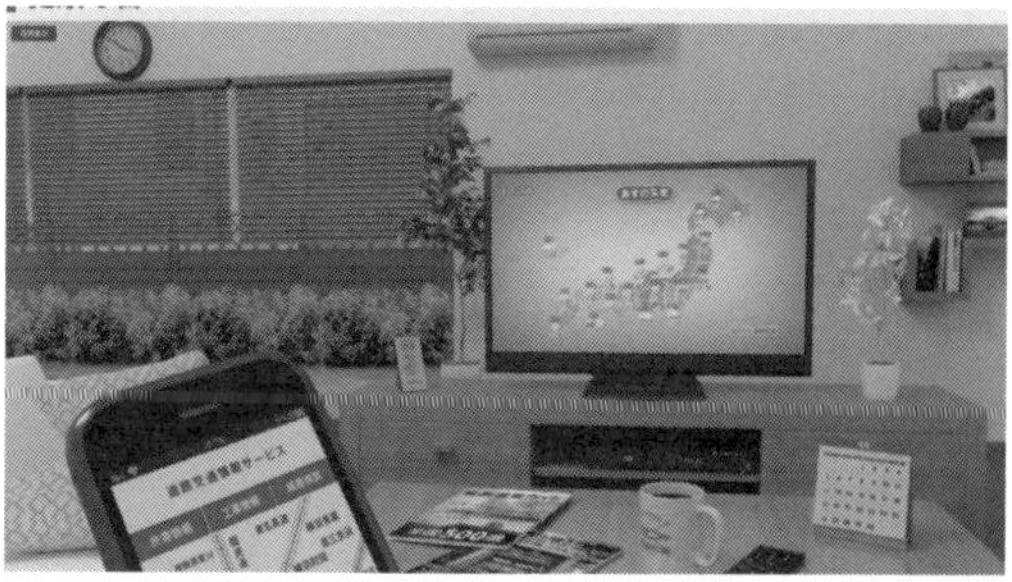

健康な目

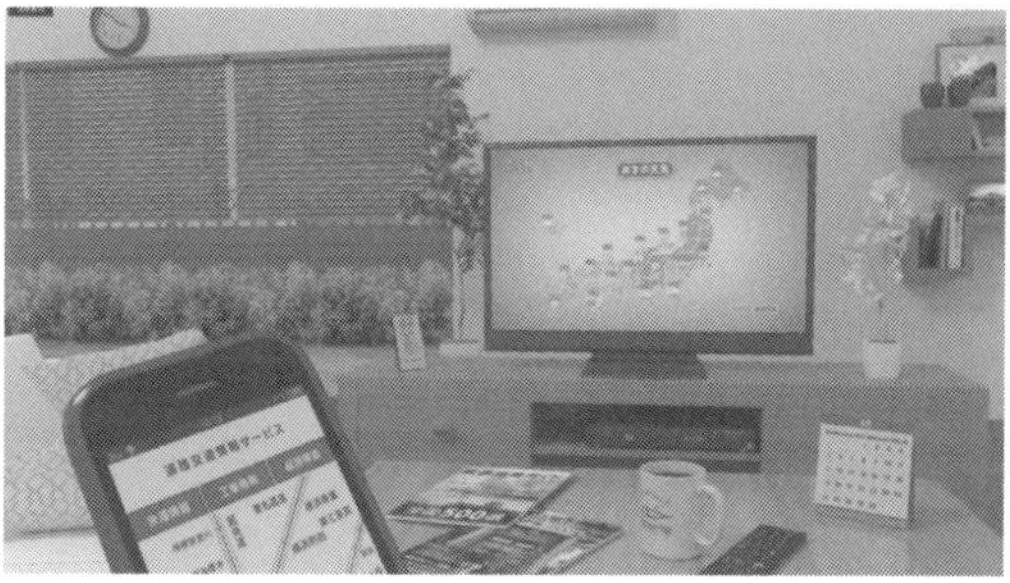

中程度のコントラスト感度低下

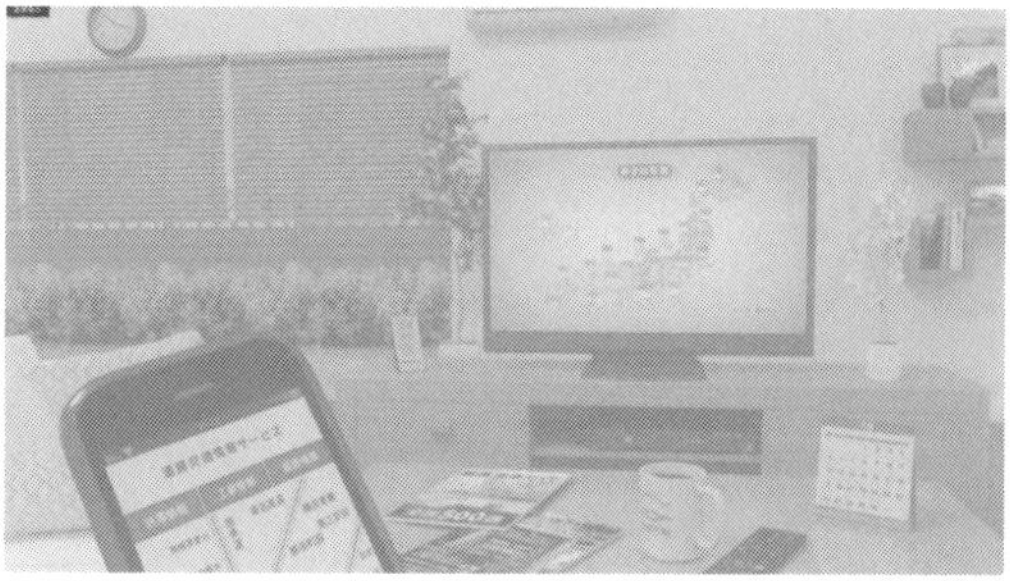

重度のコントラスト感度低下

巻頭カラーページ参照

70代・主婦Bさんのケース

2例目は70代の主婦Bさんのケースです。

数年前から「物が見づらい」「かすむ」という症状を抱えていましたが、日常生活にはさほど不便を感じなかったためこれまで来院されませんでした。

しかし、70代に入りいよいよ見えづらさが加速してきたため、受診に訪れたのです。

検査をしてみると白内障の症状が両目に散見されたため、私は白内障手術をすすめ、Bさんもそれに了承してくださいました。

Bさんはもともと近眼でしたが、手術前の説明によって、単焦点の「中距離」レンズ（1～2m先にピントが合う）を選択されました。

「少し先の物を見るときに裸眼で見たい」というご本人の希望があったからです。
「中距離の単焦点レンズを入れる場合、近くの物を見る際は眼鏡が必要になりますよ」というご説明にも納得されていらっしゃいました。

そうして手術は無事成功。

視力も回復されたのですが、ある日の通院時Bさんがふとこんなことをおっしゃいました。

「先生、前よりもはっきり物が見えるようになりました。ただ、これまで手元のものはまあまあ見えていたので、ちょっと変な感じがします」

そんなBさんに私はこう答えました。

「Bさん、そうですよね。これまで近眼で手元のものははっきり見えていたと思いますが、眼内レンズを入れたので見え方が少し変わります。これからはスマホや読書などの至近距離での作業をする際は眼鏡をかけてくださいね。大丈夫です、すぐに慣れますよ」

そういうとBさんはほっとされた様子で診察室を後にされました。

Bさんのように、近眼で単焦点レンズをいれた方の中には「手元が見えにくくなった」とおっしゃることがあります。

しかし、これは単焦点レンズの特性なので決して不具合、というわけではないのです。

さらに言えば、単焦点レンズはすべての距離にピントが合う、ということはありません。見える距離もあれば見えないところもあります。単焦点眼内レンズの見え方についてはは後述いたしますが、この点をしっかり把握したうえで眼内レンズを選んでいただければと思います。

60代・主婦Cさんのケース

3例目は60代の主婦Cさんのケースです。

Cさんは、他院で白内障手術を受け、その際近方から中距離、遠くまで焦点が合う多焦点レンズを選択しました。

週に2日ほどスーパーでレジの仕事をしており「これまでぼやけていた遠くの文字や同僚の顔がはっきり見えるようになった」というメリットを感じていたのです。しかし、その一方で思わぬデメリットを感じることがあったといい相談に来られました。

Cさんが気になる症状が現れるのは決まって「夜」。

というのも、夜、道を歩いていると店舗や街灯などの照明がとてもまぶしく感じてしまうというのです。

徒歩で出かけているときはまだしも、Cさんは普段から自転車を利用していましたが、夜はまぶしさから目を開けていられないこともあり、自転車に乗ることが怖くなってしまったというのです。

なおCさんはスーパーに自転車で通勤していましたが、帰宅が夕方から夜になるときは自転車での通勤を断念することにしたといいます。

「白内障手術をして、モノがとても見やすくなりましたが、光がギラギラしてしまって見づらくなりました」

じつは多焦点レンズの場合、こうした現象が起こる場合があります。

これを「ハローグレア現象」と呼びます（巻頭カラーページおよびｐ１６２のイメージ参照）。

詳しくはまた後半の多焦点レンズの項目でもお伝えいたしますが、多焦点レンズは眼鏡なしで視界が良好に見える優れたレンズですが、一方で、中には見えづらさとして現れる場合があります。

白内障手術で「元通りに見えるわけではない」と心得て

多焦点レンズの特性について後ほど詳しくお伝えいたしますが、ハローグレア現象が必ず起こる、というわけではありません。

何度もお話ししているように、見え方には個人差があります。

さらに言えば、「視界良好になった」とはっきり感じる方もいれば、それまで近くが比較的見えていると感じていた方が手術後「近方の見え方は劇的によくなったわけではない」と感じる方もいらっしゃいます。

あるいはCさんのように「昼間はいいけど夜は見えにくくなった」という方もいるのです。

このようなバフツキが発生するのが白内障手術でもあります。

白内障手術は、現在年間約160万件行われている極めて安全性が高い手術のひとつであり、白内障手術の約99%以上が成功するといわれています。

しかしここでいう成功とは、「白く濁った水晶体から眼内レンズを入れて、一定の視力が回復した」ということです。

Bさん、Cさんのように「手術は成功したけれど、一部の見え方で不具合が出てしまった」ということもありうるからです。

ではなぜこのようなことが起こるのでしょうか。

それにはさまざまな理由があります。

例えば、レンズ選択をした際にミスマッチが起こってしまう場合や、「視力がもっとよくなると思っていたのに、意外と見えなかった」という理想と現実の不一致によるものもあります。

こうした不一致が起こると、せっかく手術を受けたのにも関わらず、残念な気持ちになってしまいます。

眼科医としてもそうした気持ちを持っていただきたくありません。

私がみなさんにぜひ知っておいていただきたいことは、

「白内障手術をしても、患者さん自身が理想とする見え方になるとは限らない」

「若い頃のように視力が回復するわけではない」

ということです。

それは、いったいなぜなのでしょうか。

その大きな理由は「眼内レンズは水晶体の代わりにはならないから」です。

人間が持っている水晶体は、とても優れた機能を持っています。

序章でもお話したように、水晶体とそれを支える毛様体筋は、見たい物がどの距離にあるかによって、自動でピントを合わせてくれます。

カメラでいうところのオートフォーカス機能といってもいいでしょう。

しかし、眼内レンズを入れてもそうしたオートフォーカスの機能はついてきません。どんなに良いレンズを入れたとしても、ピントを自動で調節する機能はついていないのです。

私たち眼科医が眼内レンズをご提案する際、

「普段どんな生活をしていらっしゃいますか？」

「どの程度の距離が見えるようになりたいですか？」

と詳しく聞くのはこのためです。

単焦点眼内レンズは全ての距離にピントを合わせることはできません。生活やお仕事などで最も見ている距離、見たいピントの範囲を考慮してなるべく裸眼で過ごせるようにご自分に適したピントの距離を選びます。遠方・中間・近方のどこを最もはっきり見えるようになりたいか、考えましょう。遠くに焦点を合わせた場合は近くを見るのに老眼鏡が、近くに焦点を合わせた場合は中〜遠方を見るのに眼鏡が必要になります。多焦点眼内レンズは遠方から中間または近方まで単焦点眼内レンズよりも広い範囲にピントが合います。多くのケースで裸眼で過ごすことが可能ですが、眼鏡が必要になることもあります。一方ハロー・グレア、見え方の鮮明さが低下する、などの症状が出ることがあります。そしていずれの場合も乱視を軽減できる「トーリック眼内レンズ」を使用し乱視によるぼやけを改善します（乱視については後述いたします）。

ここまで書くと、

「白内障手術で視力がよくなると思っていたけど、眼鏡なしで良く見えるようになると思っていた。そうならない場合もあるなんて……。それなら手術は無駄じゃない？」と思われる方がいらっしゃるかもしれません。

白内障は手術で治り、視力は向上します。しかし人間の水晶体が焦点を近方から遠方まで合わせることができるのとは異なり、単焦点眼内レンズは全ての距離に焦点を合わせることができるのではありません。焦点が合わない距離は眼鏡でピントを合わせる、とお考えください。白内障を治すことにより転倒、けが、認知症、そして失明のリスクを減らし生活の質の改善、寿命の延長に寄与することができるのです。

白内障手術の成功を決める3つのポイントとは

少し怖いことを書いてしまいましたが、では患者さんが納得する本当の意味での「白内障手術の成功」を得るためにはいったいどうすればよいのでしょうか。

私は、3つのポイントがあると思っています。

1つ目は、「白内障手術の全体像をご自身でしっかり理解すること」です。

白内障がどんな症状で、どんな手術を行うのか。

また、手術後はどんな生活になるのか。単焦点レンズと多焦点レンズの違いとは何なのか。

白内障の手術をするメリット、デメリットは何なのか。

このあたりの事柄をご自身でもしっかり把握することがとても重要です。

もちろん、白内障手術をする前には、どの病院でも患者さんにしっかりとした説明を行います。

そこで渡される資料には、必ず目を通し主治医の先生のお話をしっかり聞いていただきたいと思っています。

なぜ私がこのように強くお伝えするのか、というと「患者さんの希望が、手術後の日常に反映されるから」なのです。

いったいどういうことなのでしょう。

それは白内障手術と他の手術とに大きな違いがあるためです。

では、足を骨折した際の例で考えてみましょう。

足を骨折した場合、原則、厚生労働省が定めたガイドラインによって治療方針が決まります。

手術をするか、しないか。

手術後のリハビリはいつから始めるか。大体どれくらいの日数で回復が見込めるかが把握できるため、基本的に患者さんは医師から提示された方針によって治療を進めていくことになります。


しかし、白内障手術の場合は進行が少し異なります。

もちろん治療はガイドラインに準拠した形で行いますが、手術で挿入する眼内レンズを選択するのは、ほかでもない患者さんだからです。

つまり、「患者さんの日常生活や希望を鑑みてレンズを選択する」ということが発生するのです。


当たり前のことですが、患者さんによって仕事も生活環境もひとりひとり違いますよね。

高齢であれば、テレビを見ることが多く、時々本を読むという方もいらっしゃるでしょう。

同じく高齢の方であっても、週に3日は屋外で仲間とテニスを楽しんでいる、という方もいらっしゃるでしょう。

一方40～50代のサラリーマンで、普段パソコン作業が多くほとんどモニターを見つめている……という方もいらっしゃいます。

すなわち、患者さんそれぞれの日常、あるいは「希望する見え方」によって選ぶレンズは変わってくる、ということなのです。

ぜひこのことを手術を受ける際には今一度覚えておいていただければと思います。

高齢の方の中にはよく、「難しいことはわからないので、先生にお任せします」とおっしゃる患者さんもいらっしゃいますが、ぜひ遠慮せずにわからない部分は「わかりません」「もう少し説明してください」とお話していただければと思います。

ご自身のお考えを共有していただくことが、ご自身が納得できる見え方につながるのですから。

2つ目は、「適切な眼内レンズを選ぶこと」です。

1つ目のポイントとも関連しますが、白内障手術成功のポイントは、ご自身の生活に適した眼内レンズを入れることにあります。

眼内レンズの種類については「眼内レンズの種類と特徴」の欄で詳しく述べますが、大きく分けて単焦点レンズと多焦点レンズの2つに分けられます。

単焦点レンズは「近く（30～40㎝）」「中間距離（1～2ｍ）」「遠く（5ｍ以上）」のどちらかにピントを合わせるレンズです。

例えば、遠くの距離に焦点を合わせる単焦点眼内レンズを入れた場合、手元はどうしてもぼやけてしまいます。そのため、手元で作業をする際は眼鏡で矯正する必要があります。

それに対し多焦点眼内レンズは、近方・中間距離・遠方にそれぞれ焦点が合う眼内レンズです。このため全例ではありませんが眼鏡による矯正を必要としなくなることが期待できます。

一方、多焦点眼内レンズにはデメリットがあり、先にお伝えしたように光がにじんでまぶしく見える「ハローグレア現象」が生じること、見え方の鮮明さやコントラスト感度の低下を生じる点などです。詳しくは多焦点眼内レンズのデメリットの欄でお伝えいたします。

こうしたメリット・デメリットを把握することも大切です。そして眼科医には

・現在ご自身が見え方で困っていること
・普段の生活
・視力がよくなったらどんなことをしたいか（ゴルフを思いきりやりたい、手芸をやりたい等）

を明確にお伝えいただければと思います。

その情報をもとに眼科医は、患者さんが望む見え方に全力を尽くすはずです。

3つ目は、「ご自身の状況に適した眼科医院を選ぶこと」です。

白内障手術は、現在日帰りと入院の2つのパターンがあります。

日帰りの場合は、仕事や日常にそれほど影響を与えませんがその一方で、眼科に行く際の交通手段や、場合によっては付き添いの方などを確保しておく必要があります。

眼科医院を選ぶ際のポイントはほかにもあります。

日帰りや入院のいずれの場合においても、選ぶひとつの目安は「白内障手術の症例を数多く行っていること」にあるでしょう。

白内障手術を多く手掛けてきた、ということはそれだけ実績があることになります。

当然ながら設備も整っていますし、先生もさまざまな患者さんを診療してきていますから、よりみなさんご自身の眼に合ったレンズを提案してくれる可能性も高くなります。

また、ご自身が「この先生ならいろんなことを話せるな」という話しやすさにも意識を向けてみましょう。

白内障手術は、前述したとおりご自身の生活のことを話す機会が多いもの。

そのため、ざっくばらんに自分の思いを伝える場面もおのずと増えるでしょう。

そのときに、「これは言えなかった……」「やっぱりこうしたいけど……」ということもきちんと話して情報や気持ちを共有することが何よりも大切です。

もちろん、インターネットの口コミやご友人、知人からのご紹介、あるいは雑誌の記事を医院選びの参考にはなるでしょう。

しかし、もっとも大切なのは「ご自身がこの先生に手術をお願いしてもいいか」と思えることだと私は考えています。

ぜひ、ご自身の意見が言いやすい医師を選んでいただければと思います。

第2章

手術を受ける前に知っておきたい大切なこと

「手術をすれば、今よりもはっきり見えるようになって、もっと人生を楽しめる！」

そうはわかっていても、やはり初めて受ける手術には不安がつきまとうものです。

そんな不安を払拭すべく、本章では、私が患者様からよくいただく質問や、手術を受けるにあたって注意していただきたいこと、病院選びや費用についてなど、白内障の手術を控えたみなさんの安心につながる情報をまとめました。

不安は事前に解消しましょう

最初にとても大切なことをお伝えしておくと、白内障の手術はさまざまな手術の中でも極めてリスクが低い安全性の高い手術です。

手術時間は片目につき10~20分程度ですし、麻酔が効いた状態で行いますので痛みはほぼありません。

術後に大きな合併症が起こることも少なく、きわめて多くの方が経過良好です。

そうとはいえ、目の中に手を加えるわけですから、「大丈夫かな?」と不安になるのは当然のことです。

心配なことや疑問に感じていることは、どんな小さなことでも眼科医に相談しましょう。
より安全な手術にするために、不安はできる限り解消し、安心した状態で手術に臨んでいただければと思います。

当院では、手術の約2週間前に術前検査とともに手術の説明会を実施し、目の構造から、白内障が発症するしくみ、具体的な手術内容や起こりうるリスクといった詳細をお伝えしています。

その説明会や日頃の診療で、手術に際して患者様からよく聞かれることをご紹介しましょう。

Q：白内障手術は、目を取り出して行うのでしょうか？

目を取り出すことはありませんので、どうか安心してください。

詳しくはp168に後述しますが、白内障の手術の流れを簡単にご説明します。

1：まず準備として手術前にあらかじめ散瞳剤という瞳孔（ひとみ）を広げる目薬を多く点眼してなるべく瞳を大きく広げます。

2：白目と黒目の境目を2・3〜2・7ミリほど切開し、水晶体を包んでいる薄い膜の袋の表面を丸くくりぬきます。

3：袋の中身（白内障で濁っている水晶体）と袋の間に水を入れて2つを分離させ、袋の中身だけを超音波で破砕・吸引します。残った水晶体の破片をさらに吸引します。

4：粘弾性物質を袋に注入し、袋の中へ眼内レンズを入れます。粘弾性物質を除去し、創口の閉鎖を確認して手術は終了です。

手術中は、開瞼器《かいけんき》という機械で手術する目を開け、逆側の目は無理に意識せず自然に閉じた状態で行いますので、ご自身で目を開いたり閉じたりする必要はありません。目を開けてはいるものの、手術中は目薬で瞳を広げているため、視界はキラキラした光が見えている状態で、切開の様子や器具などはまったく見えません。「器具が見えて怖い」ということはないので、安心してください。

ちなみに、眼内レンズが入ってピントが合うようになれば、手術顕微鏡の光などが見えてくる方もいます。

Q：全身麻酔でできますか？

基本的に、白内障手術を全身麻酔で行うことはありません（知的障害のある方、意思疎通をしにくい方など、例外的に全身麻酔をするケースはあります）。

手術の痛みは目薬と注射でほぼ抑えられますので、痛みに耐えることはまずないと思っていただいて大丈夫です。

ただし痛みに敏感な方はたまにいらっしゃいますので痛みを感じたらお声をかけると麻酔を追加できます。

当院では、「大丈夫ですか？」「今、レンズが入りましたよ」といったお声がけをしながら、手術を進めます。

患者さんも意識がある状態で話せますから、何かあれば遠慮なく医師に話しかけてください。

その際、手を挙げたり、体を動かしたりするのは危ないので避けてください。

Q：手術は痛いですか？

前述の通り、痛みはほぼありません。

患者さんの中には、痛みではなく少し押されるような感覚がある方もいらっしゃいます。

万一、手術中に痛みを感じた場合は追加の麻酔ができますので、絶対に我慢しないでください。

痛みや違和感があったら、医師へ必ず伝えてください。

Q：手術中に気を付けることはありますか？

手術中、最も注意していただきたいのは「動かないこと」です。

白内障手術は、顕微鏡を使って目の細かい部分を手術するため、動いてしまうと大変危険です。

眼球は多少キョロキョロしても問題ありませんが、首や頭を動かすのは厳禁です。

ただし手術用のベッドは首から頭部がふらふら動かないように適度なくぼみがあり、うまく固定できるような作りになっています。

過度に力を入れて動かないようにする必要はありません。

たまに、咳やくしゃみをした拍子に体ごと起き上がってしまう方がいらっしゃいます。

医師も、ある程度は患者さんの突然の動きに備えていますので、そうした場合も安全に動くことはできるでしょう。

しかし、もし可能であれば、咳やくしゃみが出る前に「咳（くしゃみ）が出そうです」とひと言伝えていただけると、より安全です。

また、体がかゆいときも遠慮なく「背中がかゆいのでかいてください」などお伝えくださいね。

また、眠るのも厳禁です。

痛みのない手術のため、手術中寝てしまう方がたまにいらっしゃいますが、ふと起きたときうっかりガバッと起きあがろうとしてしまうと、非常に危険です。

手術前は、可能な限りしっかりと睡眠をとるなど、寝不足を解消してから手術にのぞむようにしましょう。

Q：手術できないケースはありますか？

手術当日に体調がすぐれない方、発熱されている方は手術できません。また、安全のため、無意識に手術中動いてしまう方は手術を見合わせることがあります。

例えば、認知症が進行している方は、手術中に自分が何をされているかわからなくなり突然起き上がろうとたり、暴れてしまったりする可能性があるため、手術可否を慎重に判断します。

高血圧や糖尿病など持病がある方で、治療状況や症状によっては手術の中止や延期を検討することがあります。

しかし、投薬などで症状をきちんとコントロールできていれば、多くの場合手術できます。

持病をお持ちの場合は、かかりつけ医の先生と連携して患者さんに負担がないよう進めていきます。

なお、抗がん剤で治療中の方も、ワンクール終わって体調が安定していて、主治医の先生の了承が得られれば多くの場合手術可能です。

Q：過去にレーシックをしていても手術はできますか？

手術は可能です。ただし注意点があります。

レーシック手術により角膜が削られているため、その方に合った眼内レンズを決めるための計算式がレーシック経験者に特有のものを使用します。

というのも、白内障手術で使う眼内レンズは、目の長さや角膜のカーブを測定して決定するのですが、角膜が削られている状態ではそうでない場合とのずれを生じて期待通りの視力が出なくなるからです。

レーシック手術を受けたことを手術前に必ず主治医に伝えてください。

Q：手術が怖くて仕方ありません。どうしても手術をしないと治らないのでしょうか？

安全な手術だと理解はしても、どうしても強い不安感を持ってしまう方、ナーバスになってしまう方は中にはいらっしゃいます。

過去には、2回ほど手術をキャンセルし、3回目にようやく手術ができた方もいらっしゃいました。

このように精神的に不安定な状態のまま進めると、手術中に過呼吸を起こしてしまう場合もありますから、あまりに強い不安があるときは手術を見合わせることもあります。

しかし、こうした強い不安感は、手術に対して疑問や納得できていないことがあることから起こっているのではないかと私は思っています。

手術を受けやすくするためにも、気になっていることは、主治医にどんどん相談して、一つひとつ解消していきましょう。

あるいは、身近で白内障の手術を受けた方のお話を聞いたり、体験談を読むのもいいですね。

情報を取り入れることで、不安感が薄れる場合があるからです。

当院の患者さんも、最初は怖がっていましたが、白内障の手術によって視力を取り戻し、好きなことを思い切り楽しめるようになったり、気持ちが明るくなったり、アクティブになった方が大勢いらっしゃいます。

ぜひそうしたポジティブな未来に注目して前向きに考えてみてください。

重ねてお伝えしますが、白内障手術は非常に安全な手術です。

一人でも多くの方に、明るい視界を手に入れて人生をもっと楽しんでほしいと心から思っています。

Q：手術後、お風呂はいつから入れますか？

当院では、手術後5日間は「洗顔」と「洗髪」を控えていただきます。

理由は、汚れた水や石鹸などが目の傷口に入ると感染症につながることがあるためです。

洗顔は、濡れタオルで拭く方が多いですね。

洗髪は水を使わないシャンプーを使う方、美容院で洗う方も多くいらっしゃいます。

首から下の体に関しては、手術当日から普通に洗ったり、湯船につかったりできます。

ただし、汗が目に入らないよう長湯は避けて、できればシャワーで流す程度がおすすめです。

また、手術前と見え方が変わることで、物との距離感など感覚も変わります。

浴室での転倒には、くれぐれも注意してください。

手術後6日目以降は、通常通りの洗顔、洗髪をしていただいて構いません。タオルで拭いていただくのも問題ないですが、レンズの落下防止のために、眼球をゴシゴシ圧迫することは今後も控えるようにしましょう。

Q：運転はいつからできますか？

手術後の見え具合に応じて、再開していただいて大丈夫です。

視力回復のペースは人によってそれぞれで、手術翌日からよく見える方が多い中で、ゆっくり時間をかけて見えてくる方もいらっしゃいます。

また見えてはいても、手術後しばらくはまぶしさを強く感じたり、物との距離感覚がこれまでと違うと感じたりするケースもあります。

新たな見え方に慣れるまで、最初は近場の買い物など短時間の運転から始め、徐々に距離や時間を伸ばしていくのがおすすめです。

特に、夜の運転には注意してください。

多焦点レンズの場合は、特有の光のギラつきやまぶしさに慣れてからの運転がよいと思います。

よく見えてうれしくなりすぐ運転したくなる気持ちはわかりますが、術後数日はグッと我慢し、新しい見え方に慣れていきましょう。

Q：仕事にはすぐ復帰できますか？

デスクワークの方は、手元がきちんと見えるくらい視力が出ていれば問題なく仕事復帰できます。

手元のピントが合いづらくても、ピントを調整できるメガネが準備できれば問題ないでしょう。

体を動かすお仕事の方は、汗や埃などが目に入るのを防ぐ意味で、手術後7日間程度はなるべく無理をなさらない方がよいでしょう。

この期間は、感染症を防ぐため、なるべく不潔なものが目に入らないように十分考慮していただきたいのです。

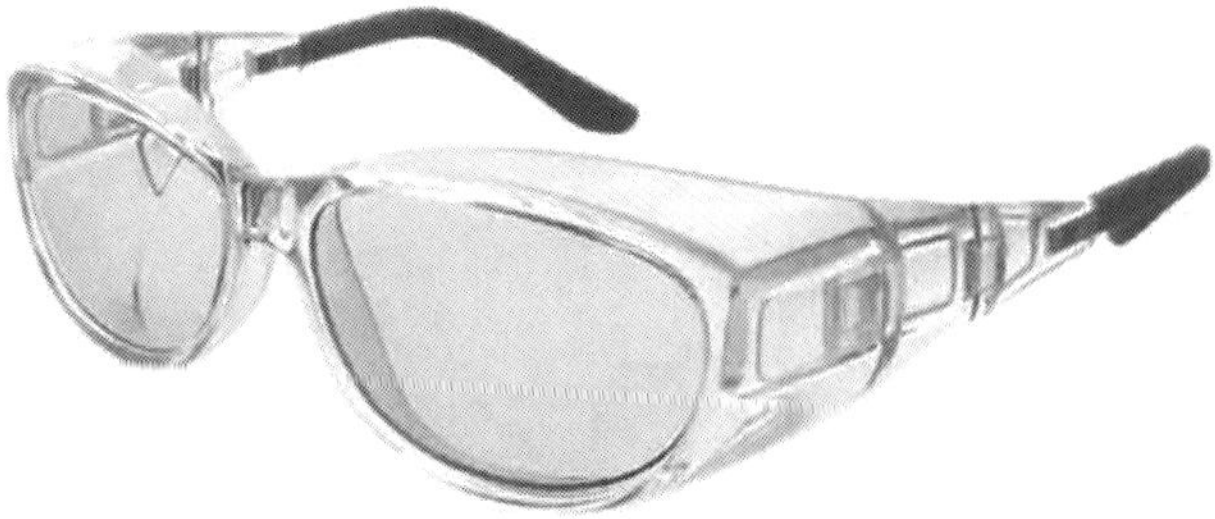

保護メガネの例

屋外の仕事などで目にほこりやちりが入ってしまう場合は、水をシャットダウンできるゴーグルのようなプラスチック製の保護メガネもありますので、そういったものを装着するのもひとつの手です。

保護メガネを着用して仕事をしてもよいか、主治医に相談してください。

ただしいずれにしても、手術翌日は目薬で瞳を広げて目の奥を見る検査などさまざまな検査をするため、少し見えづらいことが多いもの。

しっかり見えてくるのは翌々日以降と考えていただければよいかと思います。

会社を休んで手術を受けられる方は、そのことをふまえて、仕事のスケジュールを組んだ方が安心です。

当院では「仕事の繁忙期などは避けて受けられた方が、精神的にもゆとりをもって手術にのぞめますよ」とお伝えするようにしています。

Q：手術後、目薬を差す必要はありますか？

白内障の手術後は、3種類の目薬を使います。

1つ目は抗菌剤、2つ目は炎症を抑えるステロイド薬、3つ目は炎症を抑える非ステロイド製剤で、それぞれ1日に一定回数点眼します。

ちょうど術後1か月ほど経って目薬を使い切るころに検査をし、眼内、眼表目の炎症が治まっていれば点眼終了となります。

調子がいいと勝手に点眼をやめてしまう方がいらっしゃいますが、症状の有無にかかわらず処方された目薬はしっかり使い続けてください。

自己判断でやめると、炎症が残ってしまったり、細菌に感染してしまったりすることもあり得るので、十分に注意しましょう。

ちなみに「点眼が苦手で毎回失敗してしまう……」という方は、少し多めに処方することもできます。

事前に主治医に申告しておくとよいでしょう。

Q：運動はいつからしてOKですか？

目薬の点眼が終わる手術後1か月くらいから、おおかたの方が完全に通常の生活に戻ることができます。

そうなれば、水泳も含むスポーツ全般をしても問題ありません。

2週間から1か月間は我慢が必要ですが、その後は快適な視界で存分に楽しめますから、少しだけ頑張りましょう。

Q：目を触ったらダメですよね？

手術後5日間は、極力目に刺激を与えることは避けましょう。

まぶたの上のゴミを軽くはらうようにやさしく触るのであれば問題ありませんが、眼球やまぶたの内側に触れたり、ぐりぐり押して圧迫するのはやめてください。

目のかゆみでつらければ、眼科医に相談してかゆみを抑える目薬を処方してもらうのも一案です。

花粉症のある方は、花粉が飛来するシーズンを避けて手術するのがおすすめです。

年間を通してアレルギー症状が出る方、アトピーで顔周りにかゆみが出やすい方もいらっしゃいます。

「目をかく」「目をこする」という行為は、目にとって悪い影響が出やすく、あまりにこすりすぎると後々眼内レンズが落下するケースもまれにあります。

また、かいて眼球に刺激を与えることで網膜剥離のリスクが高まったり、感染症を助長させることもあります。

手術を受けるにあたり、アレルギーやアトピーは治療や薬でかゆみをコントロールしていくことがとても大切です。

眼科と皮膚科の連携が必要になることもあります。手術前に、主治医に症状を伝えておきましょう。

Q：手術後、いつ頃眼鏡をつくったらいいですか？

単焦点レンズを入れた場合、手元か遠く、あるいは中間距離などある範囲はピントが合って見えますが、その範囲から外れるとだんだんぼやけてしまうため、ピントを合わせるために眼鏡を使用することになります。

手術前に使用していた眼鏡は合わなくなりますので、新しく眼鏡をつくるのですが眼内レンズを入れてからすぐに眼鏡をつくるのはおすすめできません。

なぜなら、手術後1～2ヶ月は視力が不安定になるからです。1～2ヶ月経過したころに眼鏡をつくることをおすすめしています。ただしお仕事や運転などで早急に眼鏡が必要な方は、いったん仮の眼鏡を作り、その後度数が合わなくなってきたら再度眼鏡を作ることも可能です。

体調管理を徹底して

白内障の手術前には、必ず術前検査や健康診断、人間ドックなどで全身の状態や不調がないかをチェックをしましょう。

「えっ、目の手術なんだから、ほかの部分は関係ないでしょう?」

そう思われるかもしれませんね。実際に、白内障のご相談に来られる方には、「目の心配はしているけれども、ご自身の体には無頓着」という方も少なくありません。

ですが、前述しているように実は白内障と全身の状態は、大いに関係があるのです。

たとえば、「高血圧」、「心臓の異常」、「糖尿病」などの全身状態が悪い場合は、手術を中止、もしくは症状が安定するまで延期することがあります。

血糖値が高い場合は、免疫力が低下しているため、手術後に感染症を起こしやすくなったり、目の中の傷口が塞がりづらくなったりするだけでなく、眼底出血を起こしている方はその悪化、重症の場合出血による緑内障など合併症が起こる可能性も高まります。

高血圧や心臓に異常がある場合は、手術中に血圧が急上昇したり、心臓の脈が乱れたりすると、緊急で薬の投与などの対応が必要になります。

白内障の手術は、一度始めると中断することができません。

今挙げたようなリスクを避けるためにも、私たち眼科医は患者さんの全身の状態を把握し、手術に支障がないか判断する必要があるのです。

特に、白内障の方に多くみられるのは、糖尿病や血糖値が高めの方です。

血糖値が高いと、血液中に増えすぎた糖や老廃物が水晶体にも蓄積されて濁りやすくなるといわれており、白内障の原因になったり、白内障をさらに進行させたりすることもあります。

また、高血糖は先述した眼底出血や出血による緑内障などほかの目の病気も引き起こすこともあるため、注意が必要です。

目安としては、血液中の糖分の状態を示すＨｂＡ１ｃ（ヘモグロビンエーワンシー）が８％以上の場合、状態をみながら検討したうえで手術できるかどうか判断し、９％を超えている場合は原則的に手術不可となります。

ただし、高血圧や心臓の異常、糖尿病などがある場合、絶対に白内障手術を受けられないというわけではありません。

きちんと治療を受けていて、投薬や注射で血圧や脈、血糖値などがしっかりコントロールできている方、主治医の先生から手術の承諾を得ている方は、多くの場合、問題なく手術ができますので安心してください。

手術当日は、飲食可能な時間帯に必要な薬を服用してから、来院いただく流れとなります。

また病状によっては術後、薬の変更や量の調整が必要になることもあります。

前立腺肥大症の方

前立腺肥大症のお薬（αブロッカー）を使用すると、手術中に散瞳剤を点眼してもあまり瞳孔が広がらなかったり、瞳孔がひらひらと動いたり急に縮まったりして手術が困難になることがあります。

これを私たちは術中虹彩緊張低下症候群（ＩＦＩＳ）と呼んでいます。この場合、器具を使って瞳孔を器械で広げて手術を行います。

αブロッカーを使用している方は医師に必ず伝えてください。ＩＦＩＳを想定して手術を行うことでリスクを減らして手術ができます。

白内障手術にあたっては以下のことを忘れず行いましょう。

・手術前に全身の状態をチェックしておく
・持病や飲んでいる薬があれば、あらかじめ眼科医に申告する
・レーシックを受けた方は必ず伝える
・日頃から体調に気を配る

血圧や血糖値は、加齢のほか、若い方でも生活習慣などによって数値が悪くなることがあります。


当院では、手術の2〜4週間前に術前検査を行いますが、ご自身で自覚がなくても、

「検査をしてみたら、実は糖尿病だった」

「高血圧が悪化していた」

「肝機能が悪かった」

など、不調が見つかる方もいらっしゃいます。

今見えづらく不便を感じているのに、すぐに手術ができないというのは、ご本人にとって非常にもどかしいだろうと思います。延期している間に、さらに白内障が進行してしまうことも心配です。

普段から、定期的に検診を受けたり、生活習慣病に気をつけたりと、体調の管理を徹底しておくことは、白内障に限らずとても大事なことだと思っています。

付添人は？ 手術当日の移動手段は？

「手術当日は、1人で来院しても大丈夫ですか？」

これも患者さんからよく聞かれる質問です。

その際私は、

「付き添いの方がいらっしゃるのであれば、可能であれば同行をお願いしてください」

とお伝えしています。

なぜなら、白内障の手術をした方の目には、翌日まで眼帯をしていただくために、見え方が大きく変わるからです。

「片目で見ながら歩く」というのは、慣れていないと意外と大変です。ものとの距離感がつかめず、置いてあるものにぶつかったり、階段を踏み違えそうになったりする方もいます。

眼帯をしていない方の目がきちんと見えていればよいのですが、「もう片方の目も白内障で手術はこれから……」という場合は、唯一見える目も見えづらい状態です。さらに歩きにくくなるため、危険が高まります。

もし、もう片方の目が見えない、もしくは見えづらい場合は、透明なプラスチックでできた眼帯もあります。

これを使えば、手術を受けた方の目もある程度見ることができるので、ぜひ眼科医に相談してみてください。

いずれにしても、手術後の目はとてもデリケートですから、衝突や転倒で目に強い衝撃が与えられるのは避けたいところです。

手術後に安全にご帰宅いただくため、当院では特にご高齢の方には、できる限りご家族などに付き添っていただくことをお願いしています。

とはいえ、お一人暮らしの方や、ご家族が遠方に住まわれていて難しい方も多くいらっしゃいます。

その場合、タクシーで病院からご自宅まで帰られるようにおすすめしています。

もう片方の目がしっかり見えていて、そこまで遠方でなければ、徒歩や電車で帰られる方もいらっしゃいます。

歩行に問題がない場合は、それでもよいでしょう。

ただし、車はもちろん自転車を運転して帰るのは大変危険ですので、絶対にやめてください。

持病がある場合の手術上の注意点

白内障の手術を受ける際、持病がある場合には事前に眼科医に伝えましょうとお伝えしました。

高血圧、糖尿病、心臓の異常のほか、肝臓や腎臓の病気など、何らかの治療や投薬をされていれば、手術を受ける前に必ず申告してください。

また、持病でかかられている病院の主治医にも、白内障手術の可否を確認するとともに、術前、術後の治療や投薬方法についてもよく確認しましょう。

私たち眼科医も、必要に応じて主治医の先生と連携し手術を進めていきます。

患者さんの中には、体の病気だけでなく、白内障以外の目の病気を患っているケースも少なくありません。

その場合、手術をする上で気をつけなくてはならないことがあります。

よくある病気として、「緑内障」と「乱視」についてお話ししたいと思います。

・緑内障

緑内障は、眼圧が高くなりすぎることで視神経が傷つき、視野が狭くなったり、視力は低下したりする病気で、治癒が遅れると失明することもあります。

治療方法としては目薬による眼圧コントロールが一般的ですが、緑内障と白内障を併発している場合、白内障手術には注意が必要です。

なぜなら、白内障手術を行うと眼圧が変動するため、緑内障を悪化させてしまう可能性があるからです。

緑内障の症状が進行していればいるほど、白内障手術によるダメージは大きくなります。

とはいえ、手術をしないまま緑内障で視野が狭くなっている状態で白内障が進行すると、「狭い視野」と「強いまぶしさ」という2つの病気の症状が重なり、さらに見えづらくなってしまいます。

また、白内障の進行によって眼圧も上がっていくこともあるため、緑内障のさらなる進行につながる場合があります。

緑内障と進行した白内障を併発している場合、可能であれば手術を受けて白内障を治すことが望ましいでしょう。

その際は、手術に際してのリスクを十分に理解、納得しておくことが大切です。

緑内障でも視野がある程度残っていて、治療により眼圧が安定していれば、ケースバイケースですが白内障手術で残っている視野の中で視力回復も望めます。

リスクを踏まえても、手術をした方がメリットが大きいと判断されるか、主治医とよく相談しながら決められるとよいと思います。

・乱視

「乱視が強いと、白内障手術は受けられませんよね……」と落ち込まれる患者さんがよくいらっしゃるのですが、乱視でもどうかあきらめないでください。

一般的な対照的な角膜の歪みからくる乱視（正乱視）であれば、トーリックレンズを使うことで、白内障と一緒に乱視も矯正することができます。多くの場合がこの正乱視です。

ただし、円錐角膜といって角膜の形状が変形する病気などによって不規則な歪みを生じる乱視（不正乱視）になっている場合などは症例によります。

手術前に「角膜形状解析」という検査を行い、不正乱視などがないかを検査します（p142参照）。

適切な病院選びの3つのポイント

白内障手術は、多くの方にとって一生に一度の手術。

できる限り視界を良好にして、これからの人生を快適にしたいですし、「こちらのレンズにすればよかった……」といった後悔はしたくないですよね。

そのために重要となるのが「どこで手術を受けるか」という病院選びですが、数多ある眼科の中からひとつを決めるのは、患者さんにとって非常に悩まれることだと思います。

ご自身に合った病院を選ぶためには、どんなことを重視すればよいのでしょうか。

私は、以下の3つが大きなポイントとなるのではないかと思います。

・症例実績が豊富で、精度の高い設備が整っているか？
・口コミなどの評判がよいか？
・医師と良好なコミュニケーションがとれるか？

近年の白内障手術においては、ただ単に濁った部分を取り除いてレンズを入れることだけでなく、〝術後にどれだけよい見え方になるか〟という「QOV（クオリティ・オブ・ビジョン＝見え方の質）」の改善に重きが置かれています。

たとえば、単焦点レンズなら「狙ったピントの距離がしっかり合っている」こと、乱視も正確に矯正すること、多焦点レンズなら「メガネなしで見える範囲が非常に広い」あるいは「近方も見えるようにする」か、「コントラスト感度の低下やハロー・グレア現象を抑えて中距離～遠方の視力を改善するか」といったことが、重要視されるわけです。

とはいえ、同じ白内障患者さんでも、目の特徴は一人ひとり違います。同じくらいの視力の人でも、最適なピントはそれぞれ異なりますし、お仕事やライフスタイルによっても違ってきます。

豊富な症例実績を持つ眼科医は、熟練した技術だけでなく、さまざまな患者さんの目を見てきたことで培われた経験値によって「この患者さんにはどんな見え方がベストなのだろうか」といった見極めの精度も高くなり、より高いＱＯＶを期待できるでしょう。

また「狙ったピントに合わせる」ためには、手術前に「どのあたりでピントが合うのか」をしっかり予測し、その予測とズレのないように手術を行うことが欠かせません。

その意味で、レンズの度数を測定する検査機器、手術に使用する機器など、精度の高い最新型のものをそろえている病院かどうかも、大きなポイントになるでしょう。

年間の症例数や設備については、ホームページや病院のパンフレットなどに掲載されていることがあります。

気になる眼科があれば、ぜひチェックしてみてください。

身近で白内障手術を受けられた友人、知人の方からの口コミも重要な情報です。通院から手術までを通してよかったことや悪かったこと、医師や看護師の対応、現在の見え方など、率直な感想を聞いてみましょう。

またかかりつけの内科医、耳鼻科医、整形外科医などにアドバイスをもらうのも一案です。

同世代の患者さんたちはどこの眼科で手術を受けている人が多いのか、地域の有名なクリニックなどもご存じの場合があると思います。

正直なところ、同じ白内障手術とはいえ眼科医もそれぞれ得意分野、不得意分野があります。

たとえば「乱視と白内障を併発していて、手術が不安だわ」という方は、「トーリック眼内レンズを取り扱っている」「乱視矯正の実績が多い」といった口コミのある病院を探してみるのもよいでしょう。

最近は、書籍などで情報発信している医師もいますので、そうしたことも参考情報のひとつになると思います。

そして、私が個人的に、医療受ける上でとても大切なことだと考えているのが医師との相性です。

ご自身の体にメスを入れるわけですから、お互いのコミュニケーションがしっかり取れて、信頼関係を築いた上で手術を受けられる病院、医師を選ぶというのは、基本だと思います。

たとえば、「どんな不安や疑問にも耳を傾け、必要な回答をしてくれる」「持病にもきちんと配慮した判断をしてくれる」といったことは、安全な手術、そしてQOVに直結するでしょう。

また、患者さんの目線に立ったわかりやすい説明ができる医師であることも、重要ポイントです。

白内障で来院される患者さんの多くは、白内障のみならず、目に関する知識はゼロの状態です。

難しい専門用語ばかり使った説明だと、患者さんが手術の流れやリスクを正しく理解するのは困難でしょう。

当院では、専門用語を避けながら、目の模型や映像資料、パンフレットなども使用して、できるだけわかりやすい説明を心がけています。

悩まれる患者さんが多いレンズ選びも、可能な限りじっくりとご相談を受けます。時間がかかることもありますが、その方が、患者さんの術後の喜び、満足度も大きいのではないかと長年の診療を経て感じています。

「この間釣りに行ったら、すごくよく見えて驚いたよ！」

「はっきり見えるから、趣味のゴルフがもっと楽しめるようになりました」

「好きなテレビも見えなくてぼんやりしていた母が、手術をしたらとても明るくなったんです」

「近くから遠くまで眼鏡なしでよく見えます」

患者さんからそんな話を聞くたびに、私もとてもうれしい気持ちになります。「よく見えるようになりましたね！」と、患者さんが一緒になって喜べる瞬間は、「この仕事をやっていてよかった」と心から思える瞬間でもあります。

白内障の手術は間違いなく、受けた方が幸せになる手術だと思っています。

そのような手術にするためにもやはり、円滑なコミュニケーションと信頼関係が保てる環境を選ぶことが大事なのではないかと思います。

そのほか、「自宅から通いやすい距離にあるか」というのも大切なポイントです。

前述したように、手術後は手術を受けた方の目は眼帯をしていることもあって見えにくい、歩きづらい状況です。

近隣の病院なら徒歩や電車で帰宅しやすいですし、タクシーを利用するにしても費用を抑えられます。

ご紹介したポイントも含めて、病院選びの参考になさってみてください。

気になる費用のこと

白内障手術は、眼内に入れるレンズの種類によって費用が異なります。

まず単焦点レンズを選択した場合は、レンズ費用から検査、診察、手術、薬にいたるまですべて健康保険の対象となります。

具体的には、1割負担の方で1万6千円（両目で3万2千円）前後、3割負担の方で5万円（両目で10万円）弱を目安に考えていただければよいでしょう。

次に、多焦点レンズを選択した場合はさらに、「厚生労働省が認可したレンズ」か「認可外のレンズ」かによって費用が変わります。

前者の場合は、「選定療養」といって、保険診療と自由診療を併用するハイブリッド型のような制度が適用されます。

基本的には健康保険が適用されますが、選択した多焦点レンズの販売価格と単焦点レンズの販売価格の差額分の費用は自己負担となります。

後者の場合は、レンズ費用から検査、診察、手術、薬にいたるまで自由診療で、すべての費用は自己負担となります。


多焦点眼内レンズで選定療養の適応となるものの金額は、同じ種類のものでも医療機関によって異なります。

施設によりますが大体30万円税込（両目で60万円）前後のものが主流で、乱視を矯正するトーリックレンズですと35万円（両目で70万円）前後です。


具体的な金額は、眼内レンズを選んだ際に病院から説明があると思います。

当院では、手術前の説明会時に、概算をお伝えしています。

手術費用は、術後にお支払いいただきます。

〈白内障手術費用の目安〉

単焦点レンズの手術費用目安
1 割負担の方：両目で約 32,000 円
3 割負担の方：両目で約 50,000 円

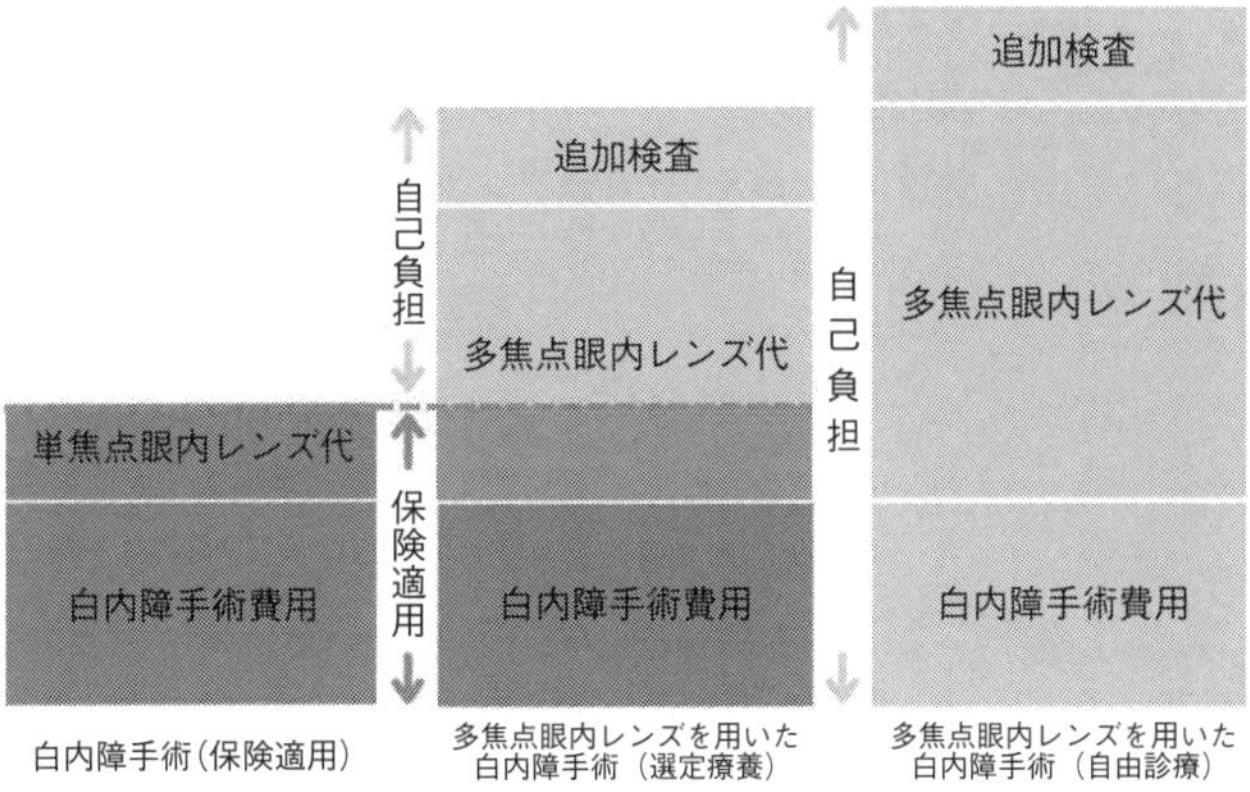

多焦点レンズは、両目で 60 ～ 70 万円
前後のものが主流。

来院の際は、保険証と現金またはクレジットカード、そして高齢者受給者証がある方は忘れずに持っていきましょう。

高額療養制度

月初から月末までの1ヶ月内に自己負担限度額を超えて医療費を窓口で支払った場合に、その分を国民健康保険、健康保険組合、協会けんぽから療養費として支給される制度のことです。保険が適応される医療費のみが対象で年齢、収入によりひと月の自己負担限度額が異なります。また、選定療養にて多焦点眼内レンズを用いた白内障手術を受けられた場合、保険適応の白内障手術代金の自己負担額は該当しますが、追加負担の多焦点眼内レンズ代金は含まれません。世帯での合算、多数回での引き下げも可能です。支給を受けるには申請が必要となります。国民健康保険は自治体の窓口へ、健康保険組合、協会けんぽであればその支部や共済組合に申請します。

医療費控除

1月1日から12月31日までの1年間に、本人や同じ家計の家族が医療費を支払った場合税金の控除が受けられる制度で10万円を超えると適応となります。ただし高額療養制度で支給された分は除かれます。医療費控除の対象は保険適応外の医療費も含まれ、選定療養の多焦点眼内レンズを選択した費用も対象となります。確定申告書を税務署に提出します。医療機関から発行された領収書は再発行されませんので大切に保管してください（詳しくは国税庁ホームページをご参照ください）。

第 3 章

白内障の手術について

白内障手術をすると決めたら、次に気になるのは、

「レンズは単焦点？　ピントをどこに合わせる？　それとも多焦点？」

「実際どのような流れなの？」

といったことではないでしょうか。

手術を受けるまでのスケジュールや、手術前に受けておくべき検査や気をつけたいこともあります。

本章では、白内障手術を受ける前から受けた後までの流れや、手術の種類、眼内レンズについてなど、手術にまつわる具体的なことをご紹介します。

白内障手術で行う検査とは

前章でお伝えしたように、白内障手術を受ける前には、目はもちろんのこと全身の状態を確認しておく必要があります。

当院では、手術の2週間ほど前を目安に開催する手術説明会とあわせて、必要な検査を行っています。

主な検査内容は、以下のとおりです。検査の正確さを期すため、コンタクトレンズを使用している方は検査の1週間前から外すようにしてください。

・視力検査・屈折検査・角膜乱視検査

基本的な視力検査、近視、遠視、乱視などの度数の検査を行います。

・眼軸長測定
眼内レンズの度数を計算するために、目の長さ、カーブ度合いといった目のサイズを測ります。
・角膜内側にある内皮細胞の数の確認
内皮細胞の数が少ないと白内障手術の合併症である「角膜浮腫《かくまくふしゅ》」を発症しやすくなります。

角膜浮腫とは、その名の通り角膜がむくむことをいい、症状としては角膜が白く濁ってしまったり、場合によっては痛みを感じることもあります。
・コントラスト感度測定
白黒濃淡の感度を測ります。視力的にはしっかり見えているのにまぶしさが強い方は、コントラスト感度が落ちているケースが考えられます。

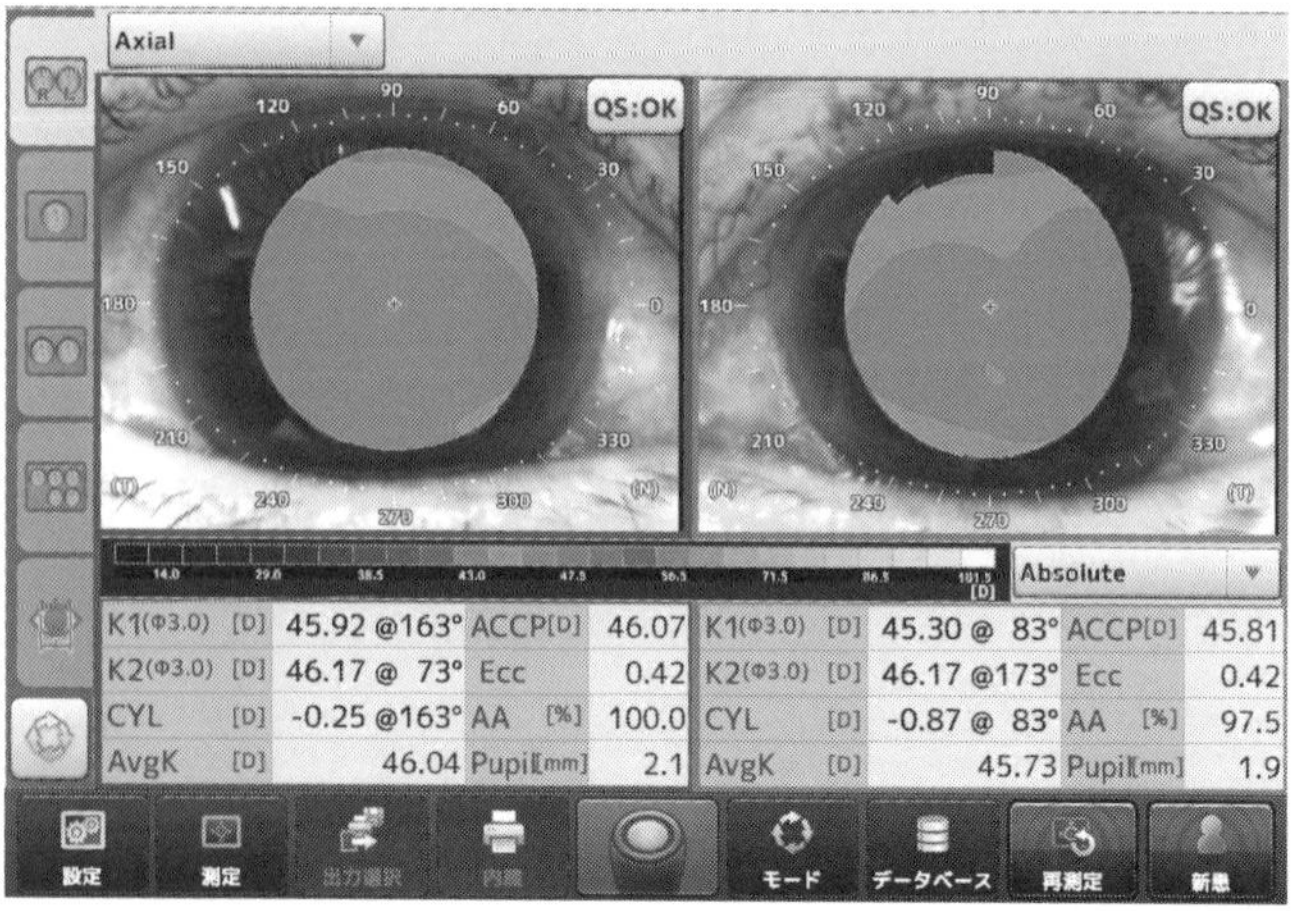

角膜形状解析　角膜のカーブが色分けされて表示されています。ほぼ均等なカーブで乱視は少ないです。

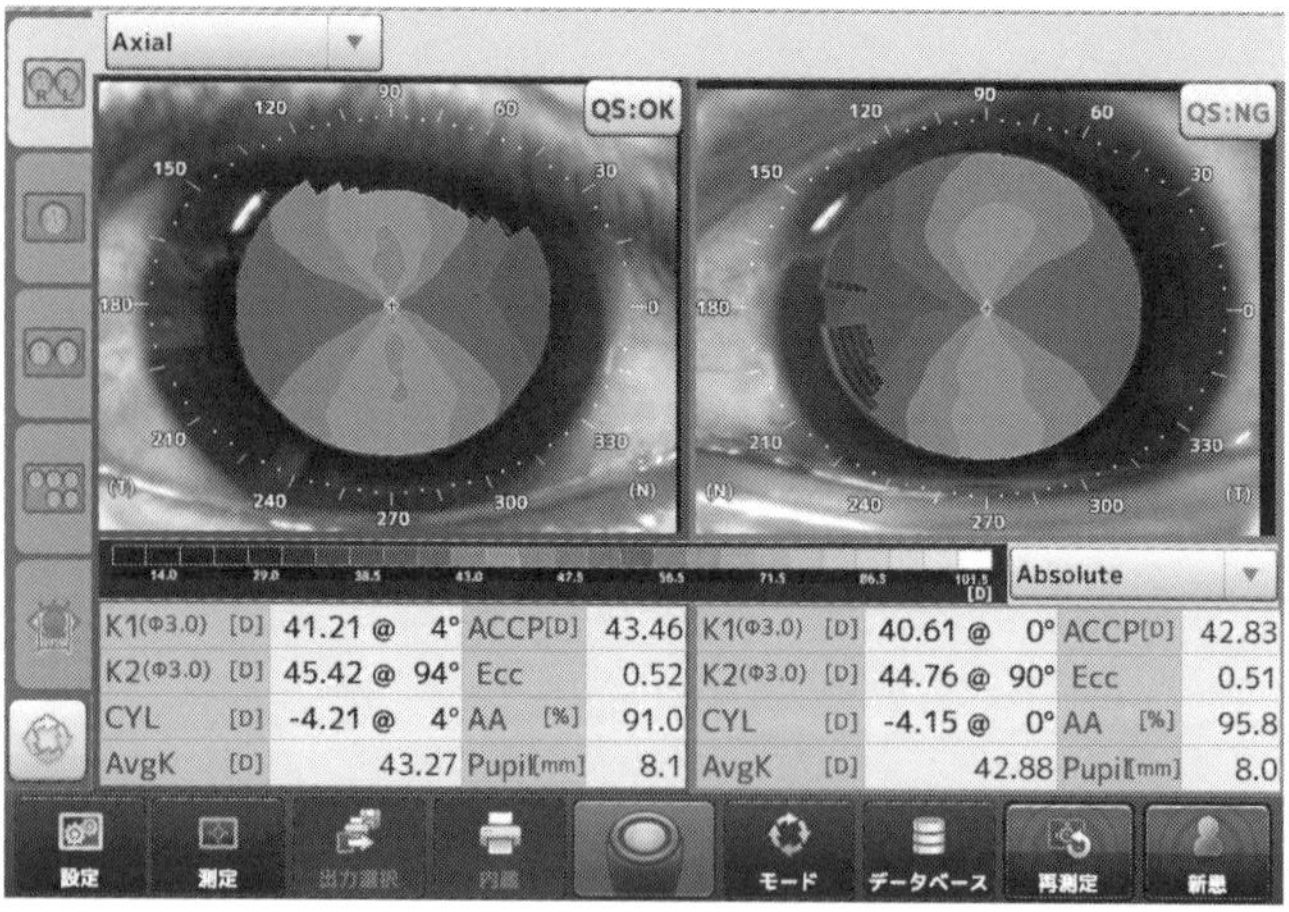

角膜形状解析　カーブが対称性に変化しています（正乱視）

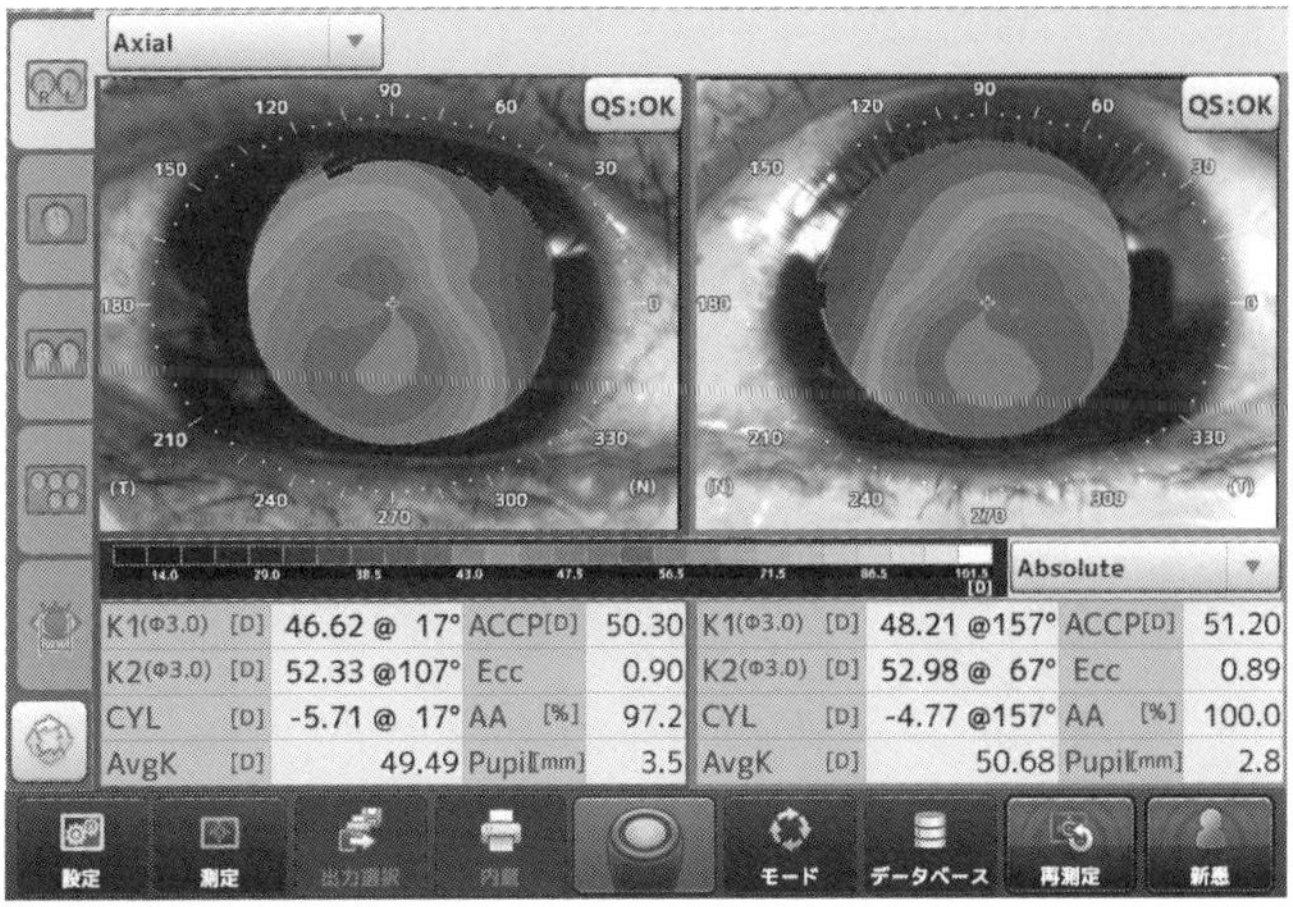

角膜形状解析　角膜下方にカーブの急な領域があり、不均等なカーブとなっています（不正乱視）

該当する場合、術後も測定して改善度合いを見ます。

・眼底検査

OCT（光干渉断層計）と呼ばれる眼を立体的に見ることができる機械を使って、眼の断層撮影を行い、網膜や視神経に異常がないかを確認します。

・角膜形状解析（角膜トポグラフィー）

黒目の表面の透明な膜を「角膜」と言います。きれいな「おわん」のような形状で、目に入った光が角膜と水晶体、手術後は眼内レンズを通して網膜にピント

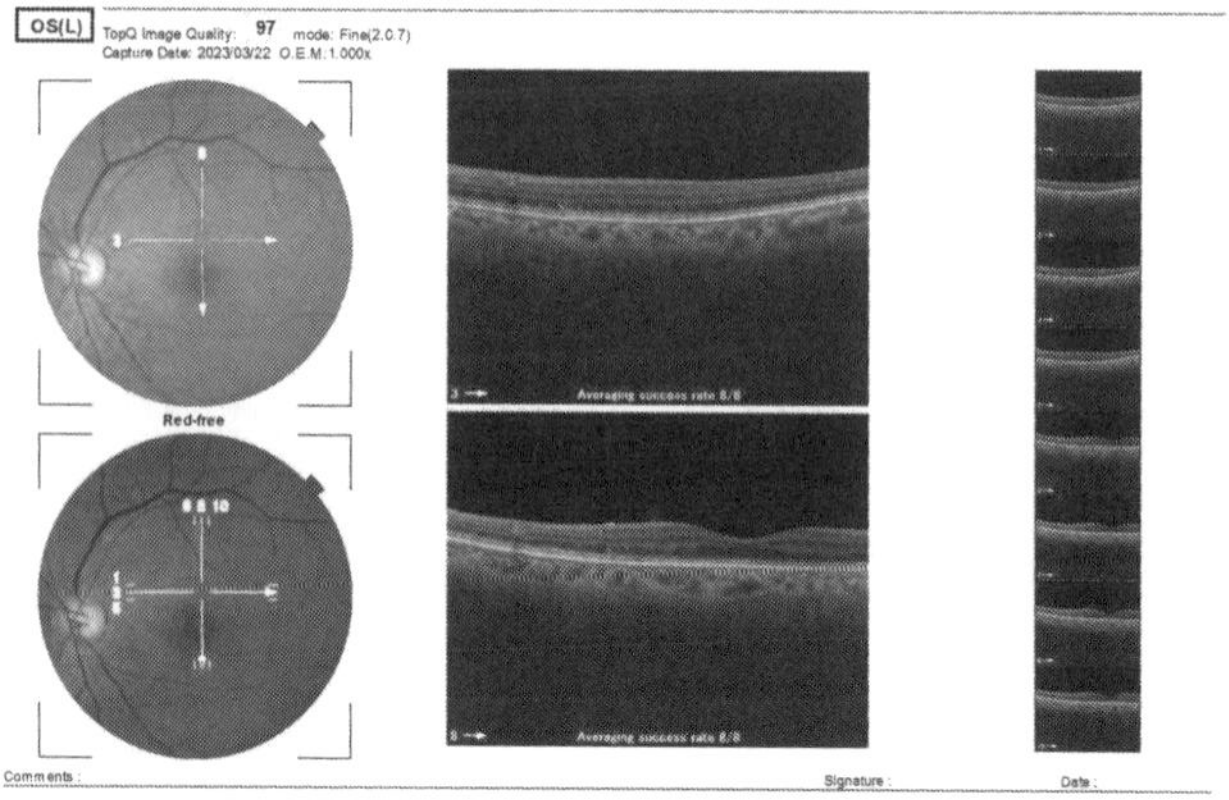

OCT 検査（光干渉断層計） 網膜に異常はみられません

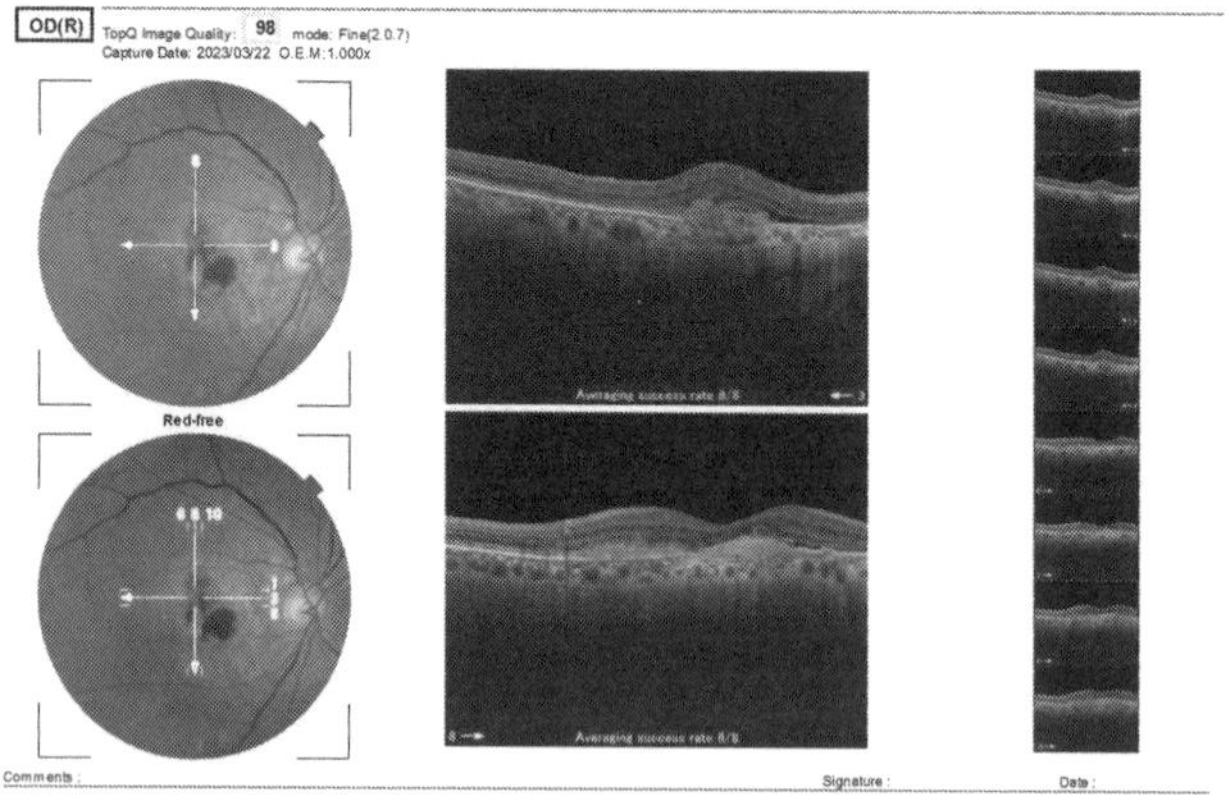

OCT 検査（光干渉断層計） 網膜の中央部に出血を認めます（加齢黄斑変性症）

が合い良く見えるようになるのですが、この角膜の球面にゆがみがあるとピントが合いづらくなり視力低下を引き起こします。これを「乱視」と言います。乱視には正乱視と不正乱視があります。正乱視はラグビーボールのように対称性にゆがむものではとんどは正乱視です。この場合トーリック眼内レンズで乱視を改善し術後視力を向上することができます。一方、円錐角膜や翼状片、外傷後などによりでこぼこ、非対称にゆがんだ不正乱視のケースがあり、術後視力に影響することがあります。手術前に角膜形状解析で角膜の歪みがないかを画像で評価し、乱視矯正用のトーリック眼内レンズを使用するのが妥当かを判断することが大事です。

・血液や血圧の検査

当院では手術前にかかりつけ医などで測定した結果表（5か月以内に測定）を持ってきていただきます。

また、肝炎ウイルスなどの感染症の有無を調べ、院内感染を予防します。

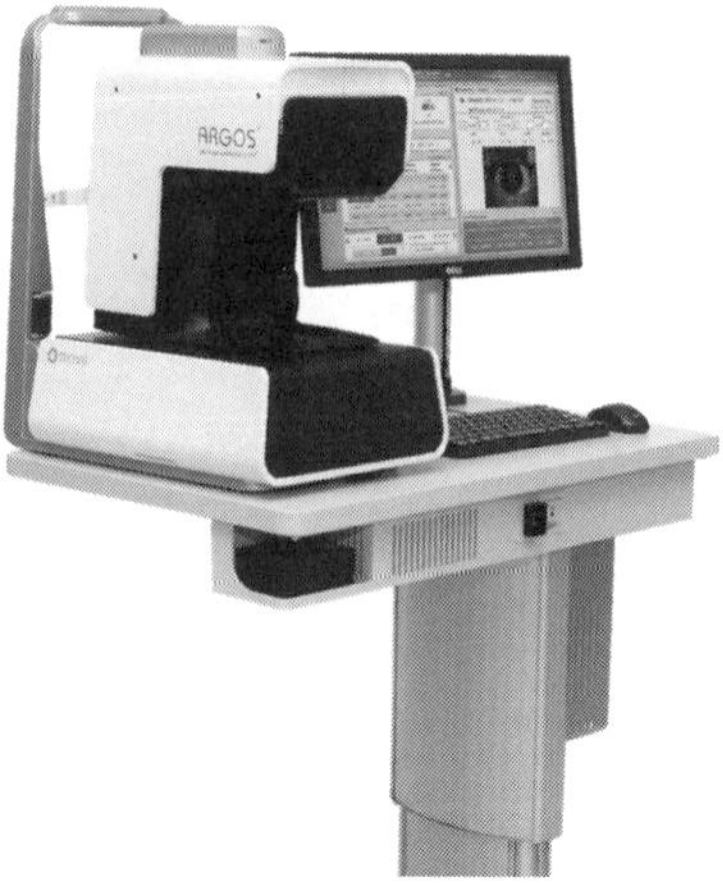

生体計測検査　眼軸長などを測定します

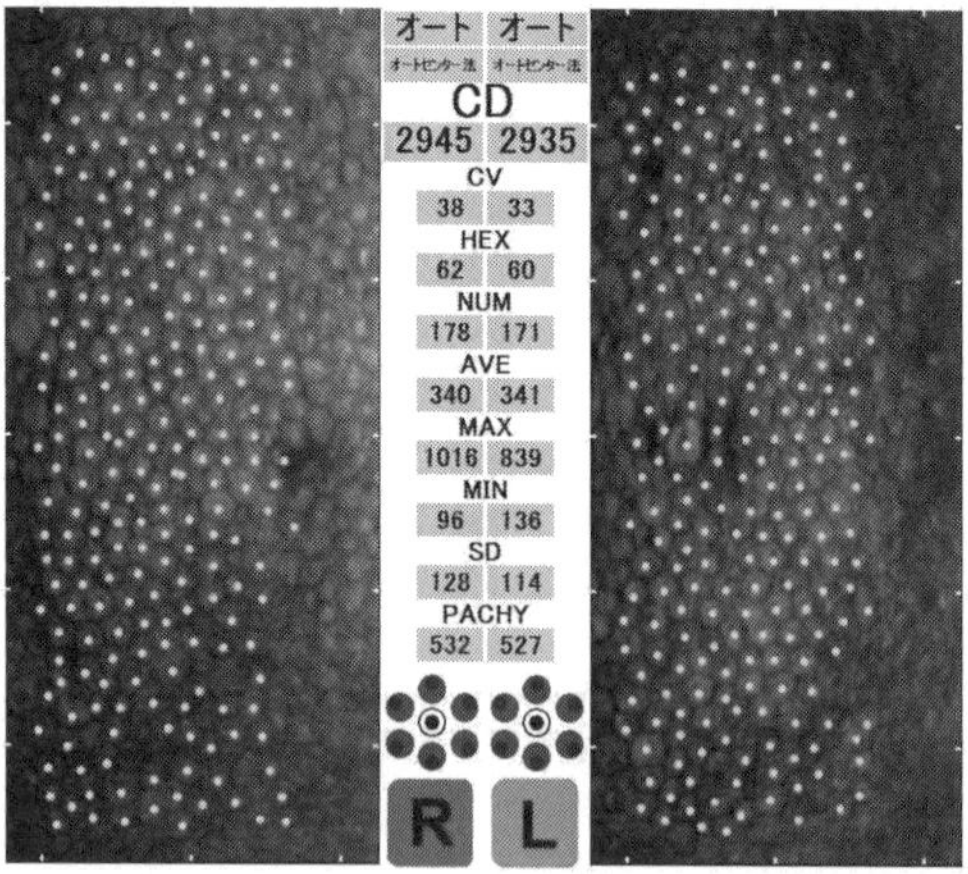

角膜内皮細胞検査　一つ一つの細胞の数を機械が自動で数えるので、短時間で終わります

術前検査を行うことで眼科医は、「この患者さんは角膜が薄めだから、これくらいの厚みで切開しよう」といったお一人おひとりに適した手術やレンズの計画を立てることができます。

より安全で、より精度の高い手術につながる非常に大切な検査です。

白内障手術の直後は、最初にお伝えした「普段とは見え方が変わる」といった視界の変化を除けば、特に大きな変化はありません。

しかし、目の中は傷がついている状態ですし、数日はお風呂や激しい運動を控えたり、点眼や投薬をしたりする必要があります。

全身状態や通院の利便性などによっては入院手術をお勧めすることがあります。

患者さん一人ひとりの状態に合わせたアドバイスをしてくれるというのも、病院選びの際のポイントになるかもしれませんね。

眼内レンズの種類と特徴　※図解・イラスト入り

白内障手術によりどんな眼内レンズを入れるかは、白内障患者さんが最も悩まれることであり、今後の見え方を左右する重要な選択となります。自分に合ったものを選ぶためには、眼内レンズの種類や特徴をしっかり理解しておくことが大切です。

これまでに何度も登場していますが、眼内レンズとは、白内障手術で除去する水晶体の代わりに目の中へ埋め込むレンズのことです。直径は約6㎜で、レンズを支えるループと呼ばれる部分が付いています。

水晶体は見るものによって形や厚さを変えながら、遠くにあるものも近くにあるも

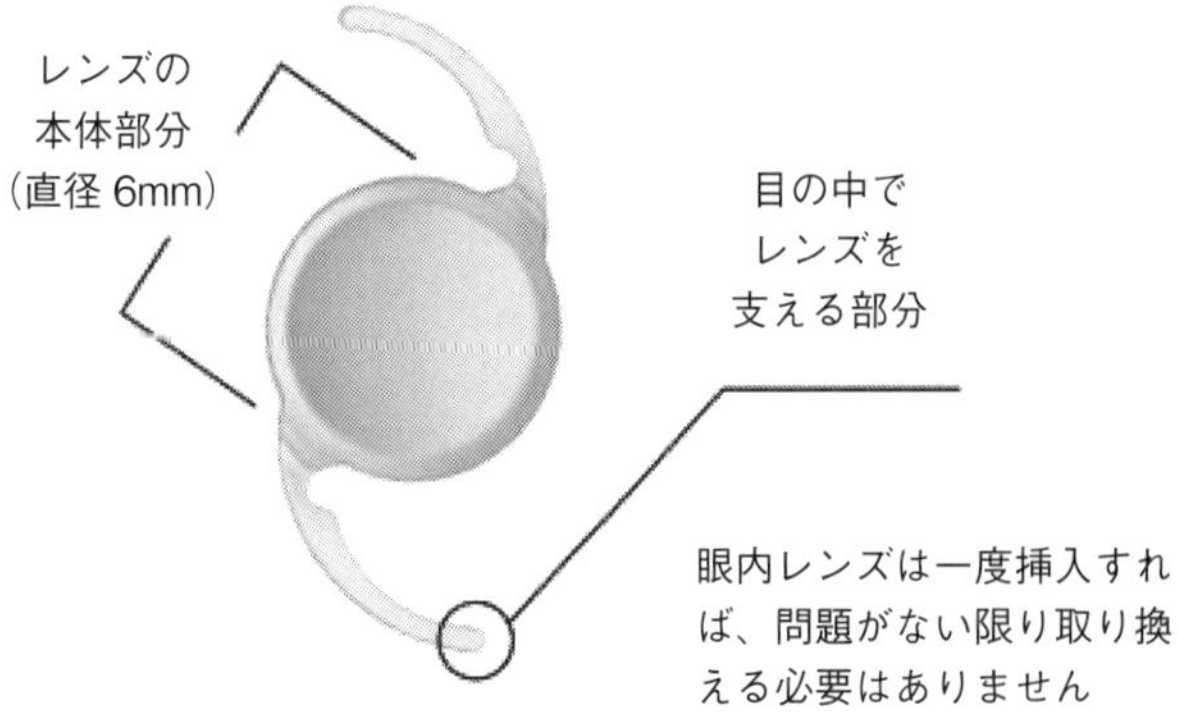

単焦点眼内レンズ

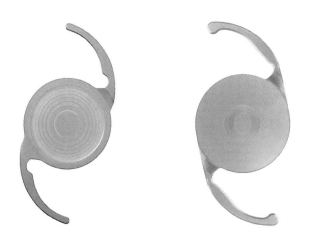

多焦点眼内レンズ(3焦点)
同心円状の溝があります

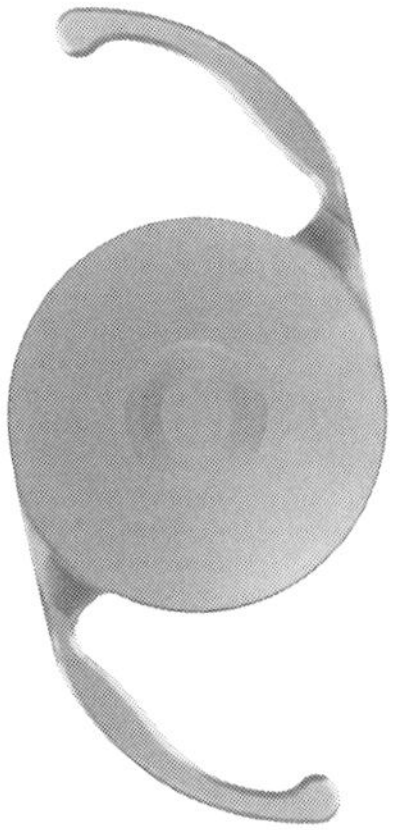

多焦点眼内レンズ(EDOF)
中央部に特殊構造があります

「現在メガネをしているか？」
「夜間に運転することはあるか？」
「手術後に眼鏡をかけずにしたいことは？」

といった患者さんのライフスタイル、希望を伺うアンケートを患者さんにお答えいただき、お一人おひとりにマッチしたレンズの種類・度数をご提案します。

前章でもお伝えしましたが、このプロセスにおいては医師の症例実績の豊富さや技術の熟練度、レンズの度数を測定する機器の性能、手術時に眼内レンズの正確な位置を合わせる術中ガイダンスシステムが、キーポイントとなるでしょう。

さて、眼内レンズには「単焦点レンズ」と「多焦点レンズ」の2種類があります。それぞれの特徴を比較してみましょう。

〈単焦点眼内レンズ〉

のもきれいに見えるよう、ピントを調整できます。

しかし、眼内レンズにそうした調整機能はありませんから、埋め込む前にピントがきちんと合う度数のレンズを選んでおく必要があります。

メガネやコンタクトレンズをつくるときと同じ感覚ですね。

ただし、眼内レンズは一度移植すると、例外はありますが基本的に取り出したり、入れ替えたりはしません。

また耐久性に優れていて、人間の寿命よりも長持ちするといわれています。

そのため、白内障手術前に患者さんにちょうどよい度数を測定しておくことは、非常に重要なプロセスです。

視力検査や目のサイズ測定に加えて、

「細かい作業をすることがあるか?」

最もクリアに見たい距離にピントが合うレンズです。

設定した距離がもっともクリアに見えますが、その距離から視点を遠方や近方にずらしていくと少しずつピントが合わなくなり、必要に応じてメガネを併用してピントを合わせます。


焦点距離の設定には主に近方、遠方、中間距離の3通りがあります。

・近方
裸眼で手元30㎝くらいの距離が最もピントが合います。

「近視」の状態ですので裸眼では中〜遠方が見えなくなってしまいます。

日常生活では近視のメガネが必要になります。

もともと近視でメガネをかけることに支障がなく、長時間の近業など手もとをよく見る生活スタイルの方や、手術をしない反対眼が近視でそれに合わせる場合などがあります。

・遠方
裸眼で5m以遠にピントが合います。運転のお仕事の方、旅行、ゴルフなど遠くを見る機会が多い方が希望されることが多いです。

・中間距離
裸眼で1～2mにピントが合います。

家でテレビを観る、家事をするなど、在宅時に最も見やすい距離と言えます。


単焦点眼内レンズの場合、メガネは必要になりますが、ピントがクリアでコントラスト感度も良好です。

単焦点眼内レンズの焦点距離は、それ以外にも患者様のニーズに合ったものを選択することがあります。

例えば、手術しないもう片眼に合わせた度数にして手術後に眼鏡を合わせやすくす

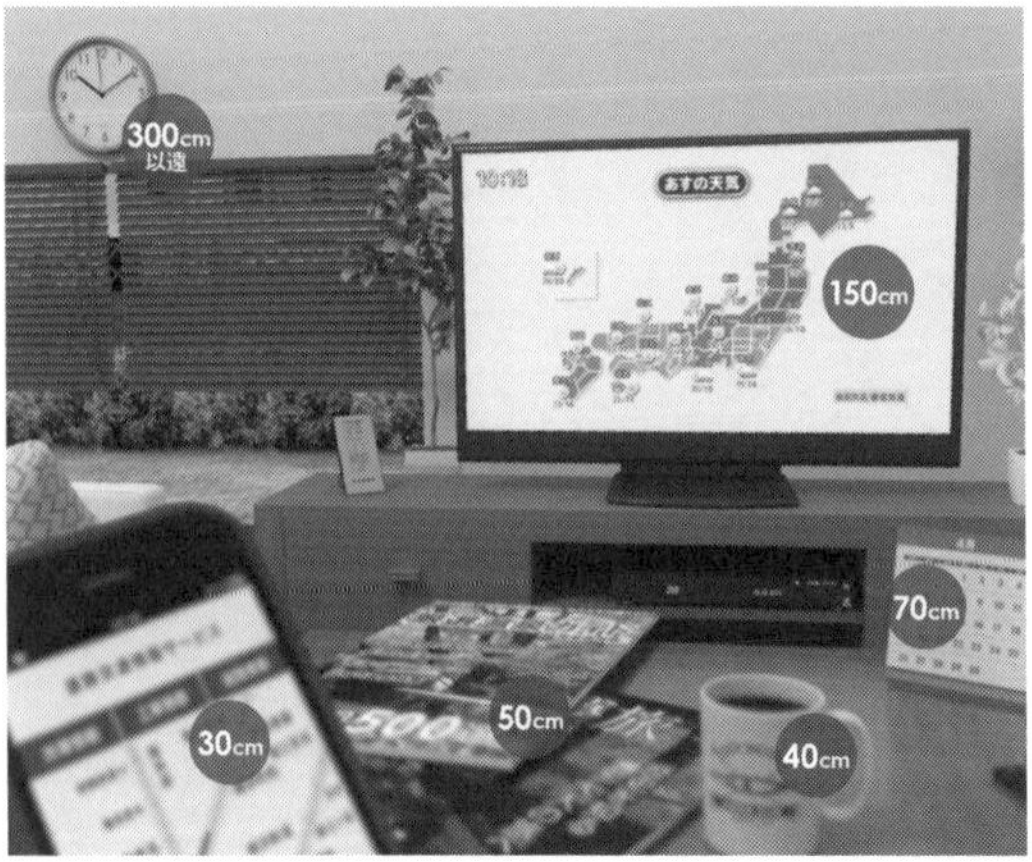

単焦点眼内レンズ
（ピントを遠くに合わせたもの）

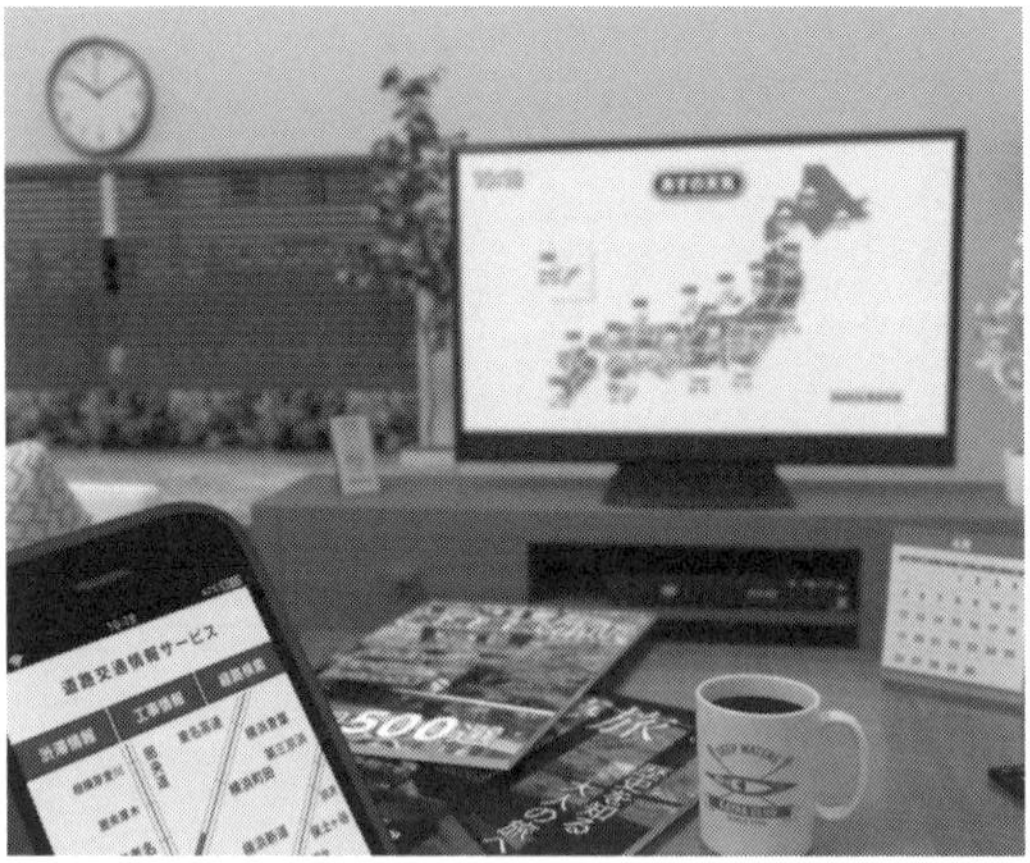

単焦点眼内レンズ
（ピントを手元に合わせたもの）

巻頭カラーページ参照

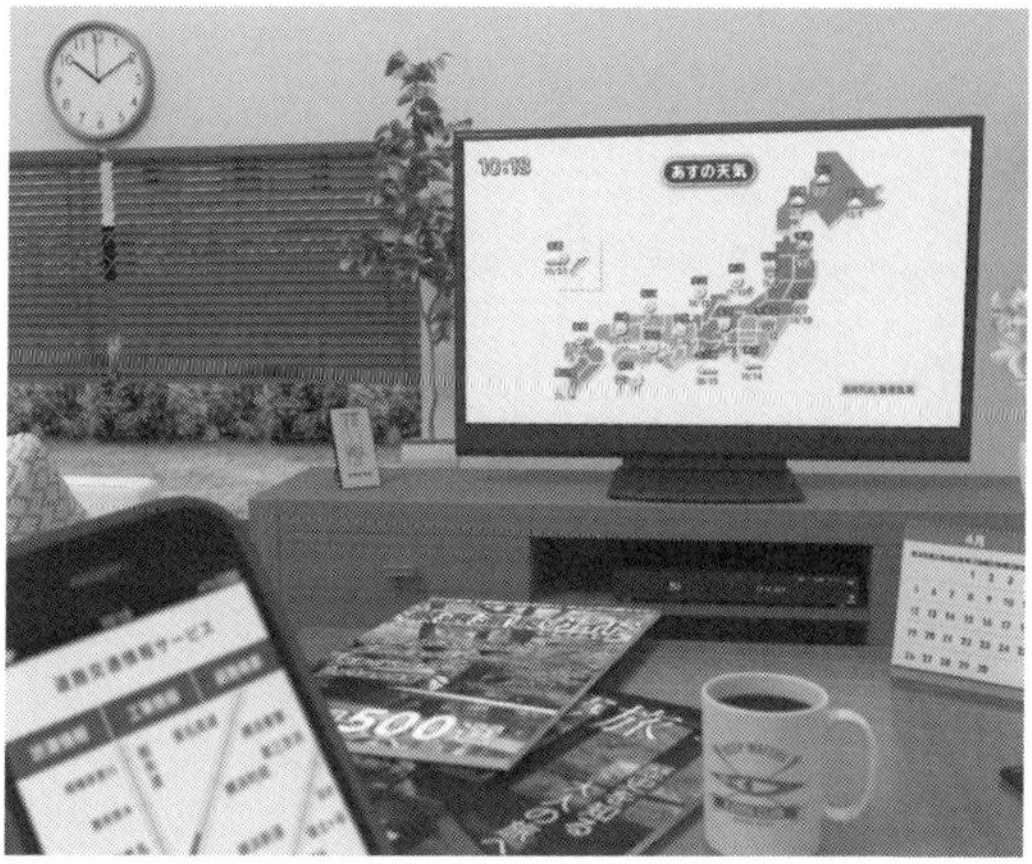

焦点深度拡張型眼内レンズ
（ピントの合う距離の範囲が広い）

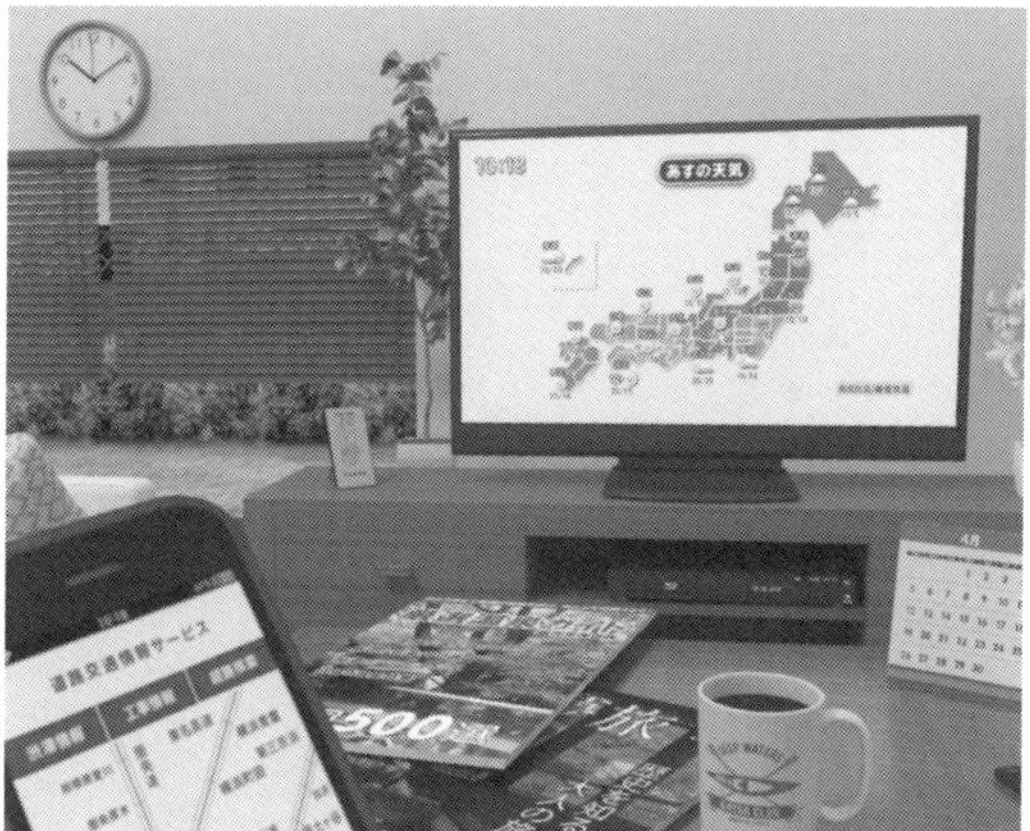

連続焦点型眼内レンズ
（遠方から手元まで連続的にピントが合う）

巻頭カラーページ参照

る場合、楽器を長時間演奏するために楽器や楽譜の距離に合わせやすくする、画家や写真家などの方で、最も必要とされる焦点距離に合わせる、といったケースなどがあります。

またモノビジョンといって、片眼に近距離、もう片眼に中距離〜遠距離の単焦点眼内レンズを入れるケースもあります。

実際には単焦点眼内レンズで中間距離に焦点を合わせるケースが多いです。

〈多焦点眼内レンズ〉

2つ以上の距離にピントを合わせられるレンズです。

主に2つのタイプがあり、一つは、手元30〜40㎝の「近方」、1〜2mの「中間距離」、5mより遠くの「遠方」といった3つの距離にピントを合わせる「3焦点」の多焦点レンズです。

近方と遠方の2焦点レンズもあります。

眼内レンズに同心円の段差を持たせて近方、中距離、遠方の光を振り分けて網膜に

ライフスタイルに合わせた『眼内レンズ』の選び方（例）

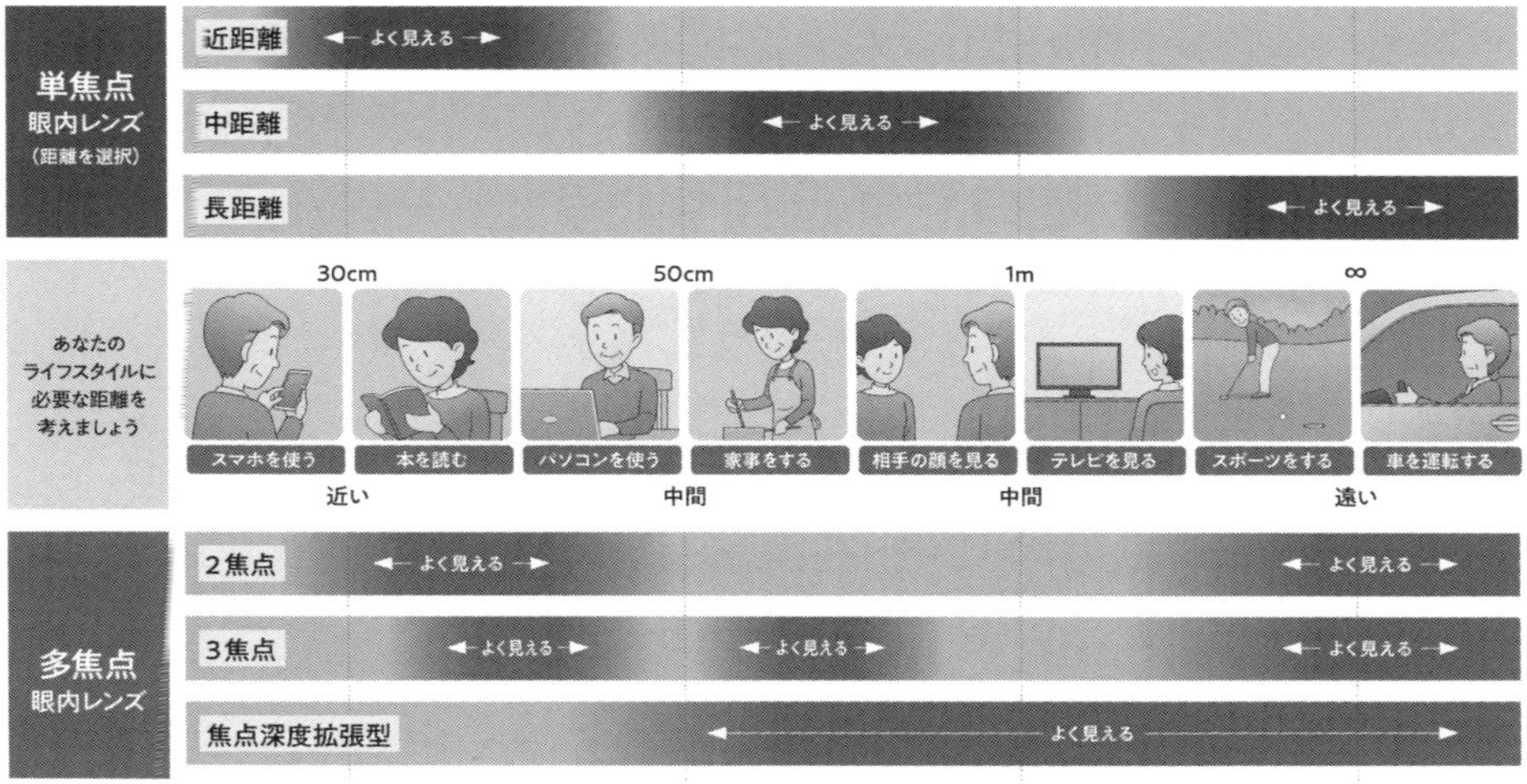

日常生活では、様々な距離を見る必要があります

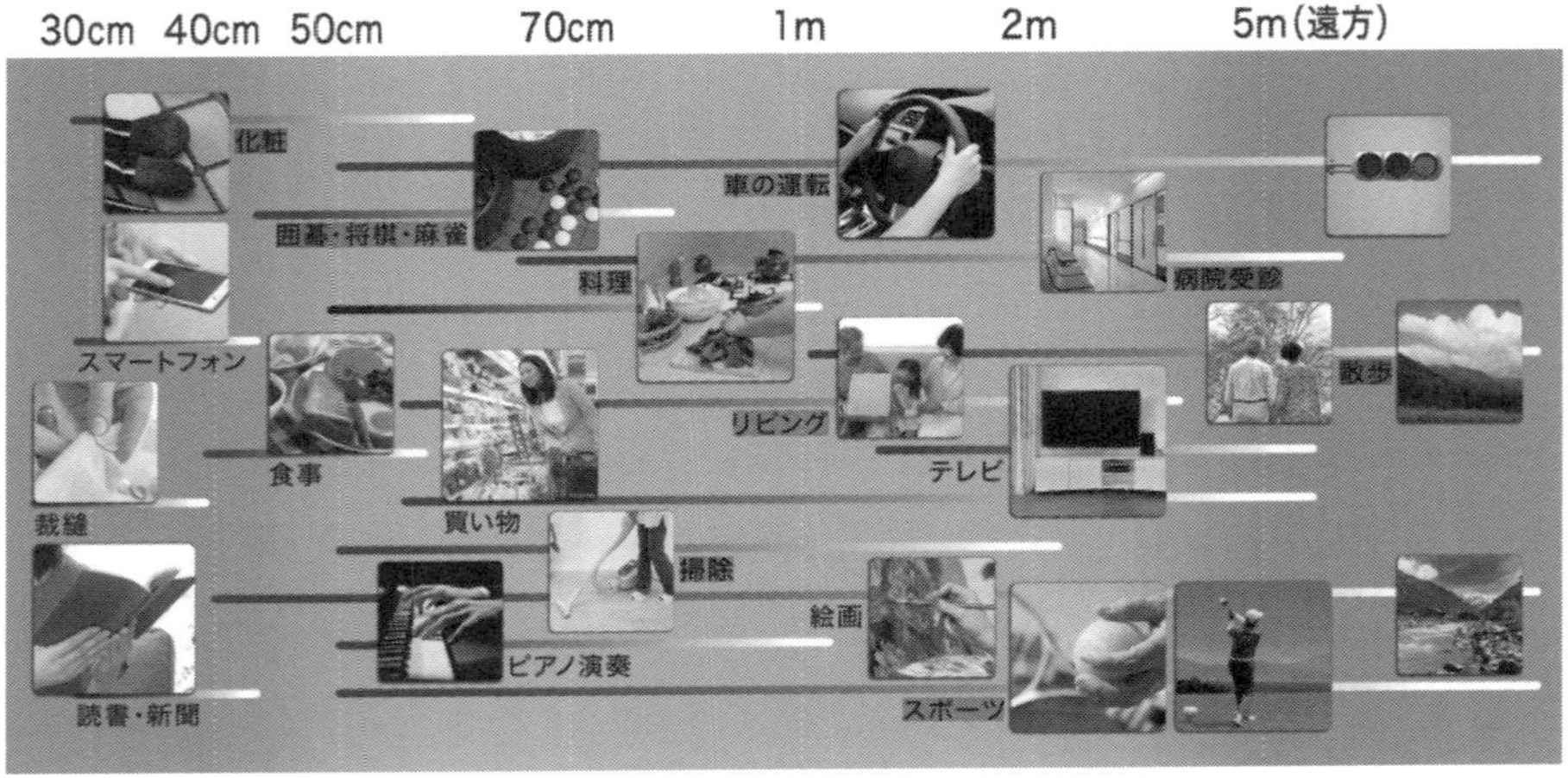

ビジネスシーンでは、様々な距離を見る必要があります

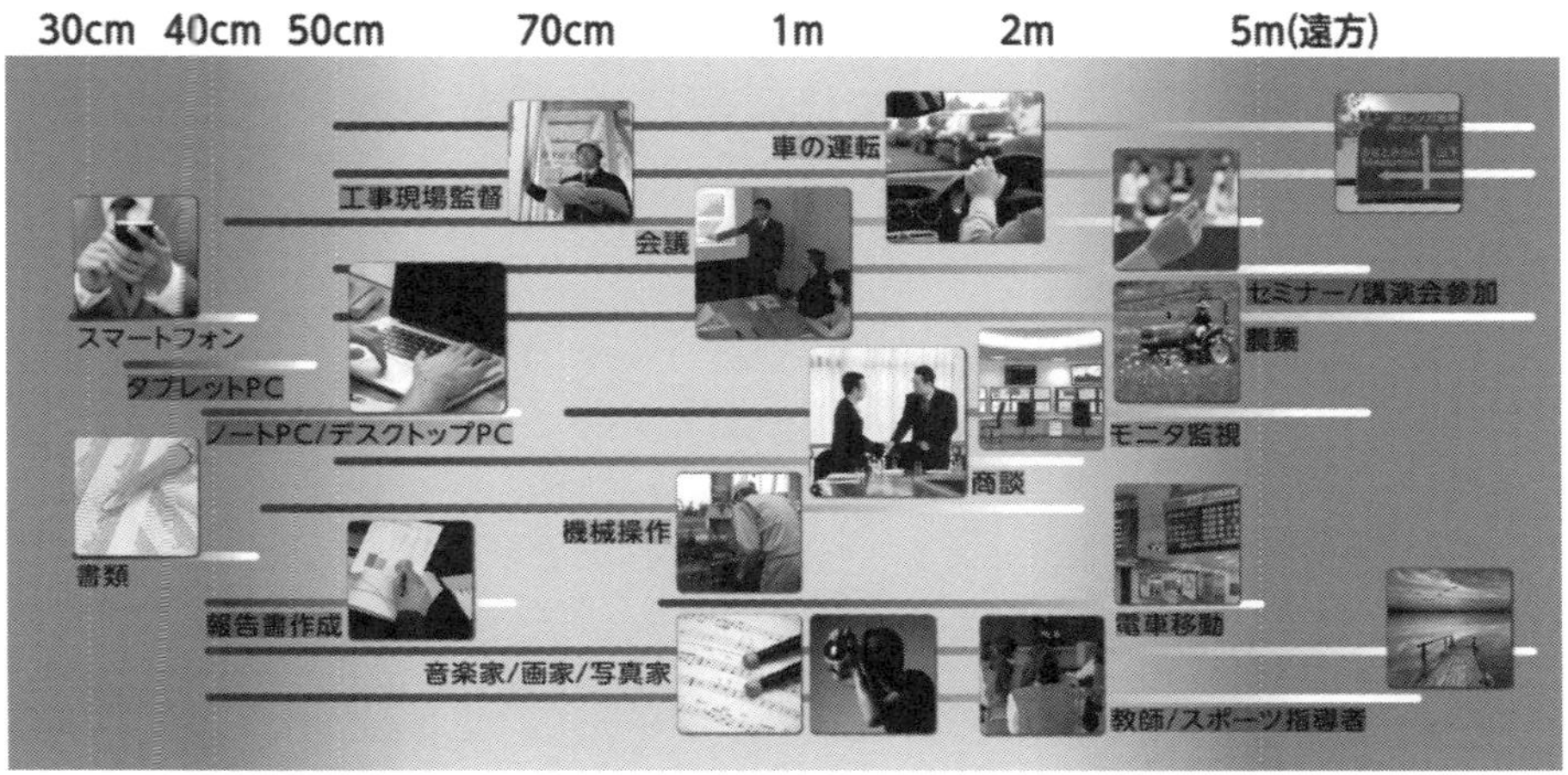

どの距離を見ることが多いか、どの距離を優先するかを考えてみましょう

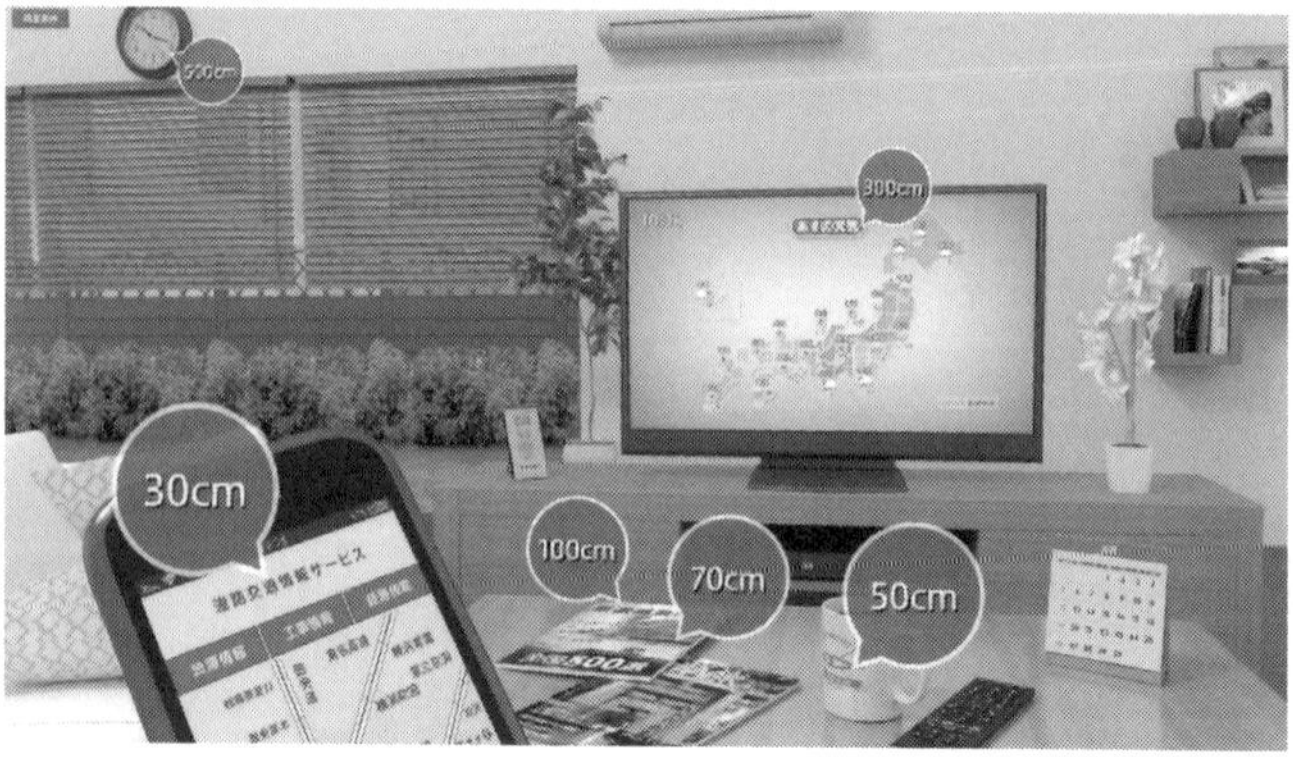

焦点が合うようになっています。

術後は85％程度の患者さんがメガネなしで生活できますが、必要であればメガネ（コンタクトレンズも装着可能）を併用します。

さまざまな距離が見えるようになります。

一方で、多焦点眼内レンズには注意点が存在します。

光が分散されるためコントラスト感度がやや損なわれ夜間は光がにじんだり、ギラついて見えることがあります。これをハロー・グレア現象といいます。前述の「60代・主婦Cさんのケース」のように夜間の運転がしづらくなることがあるため、タクシー、トラックなどの運転手さんは適さないとされています。

また、見え方の鮮明さ、くっきり見える感じ、コントラスト感度（明暗を識別する感度）が低下し、「何となく見えづらい」と感じることがあります。多数の方は気にならない程度ですが、見え方にこだわる方、神経質な方、鮮明な見え方を要求される職業の方（写真家など）は適さないとされています。

すべての近方の対象物に焦点が合うわけではなく、特に30〜40㎝より近方は焦点が合いづらくなるため、近方をはっきり見る必要のある職業の方（歯科医、デザイナーなど）は適さないとされています。

人間の水晶体はオートフォーカス機能があり、水晶体の周りの「毛様体筋」が収縮したりゆるんだりして焦点を近くや遠くに合わせています。一方、多焦点眼内レンズは近方、中間距離、遠方の光が同時に眼内レンズによって振り分けられて網膜に焦点が合うようになっています。そしてこの、同時に網膜に焦点が結ばれた像を「脳の視覚中枢」によって見分けることにより、眼鏡をなるべくかけなくても見えるようになるわけです。脳の中枢機能の適応は通常3か月以内になされるとされています。しか

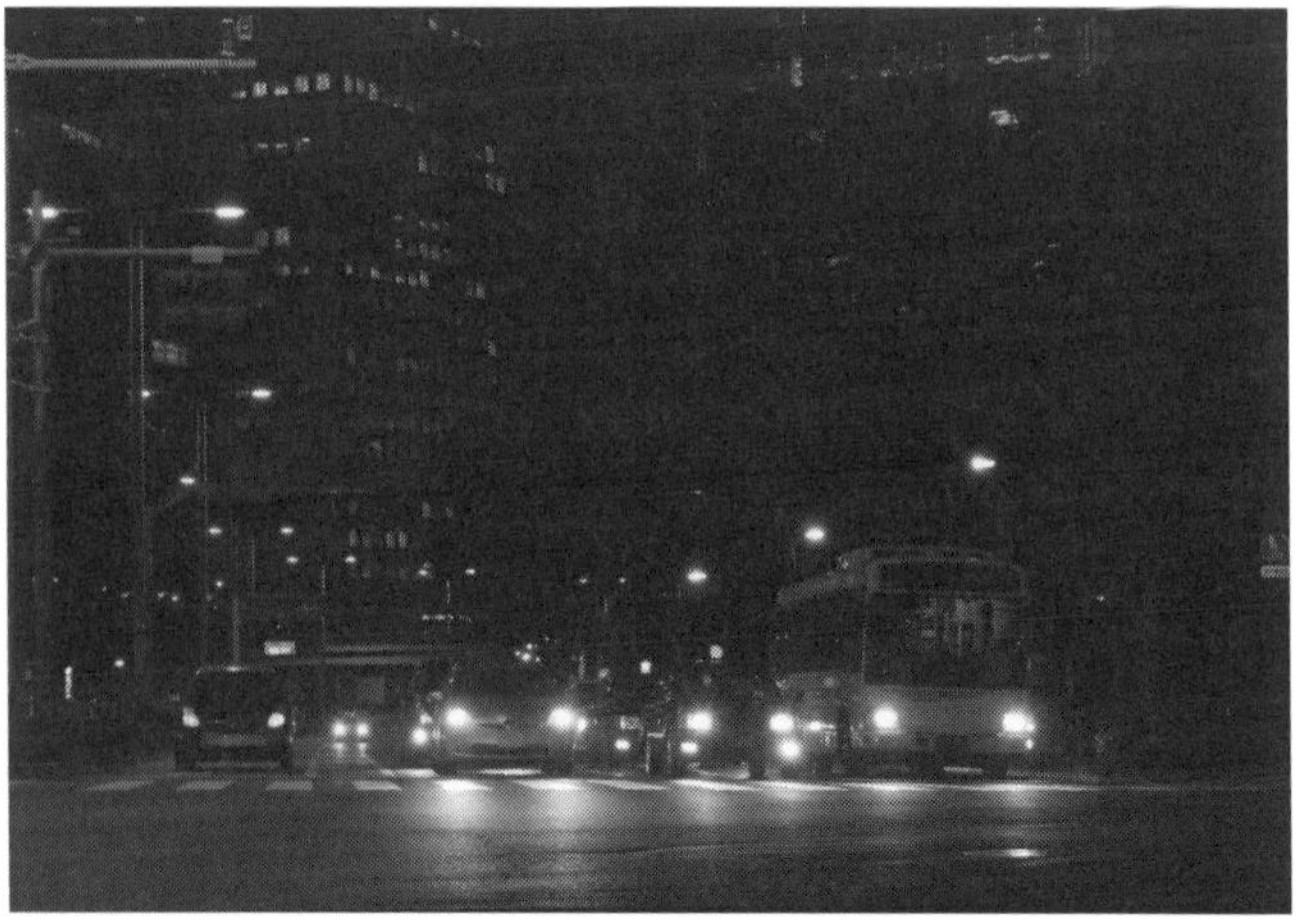

グレアハロー無し

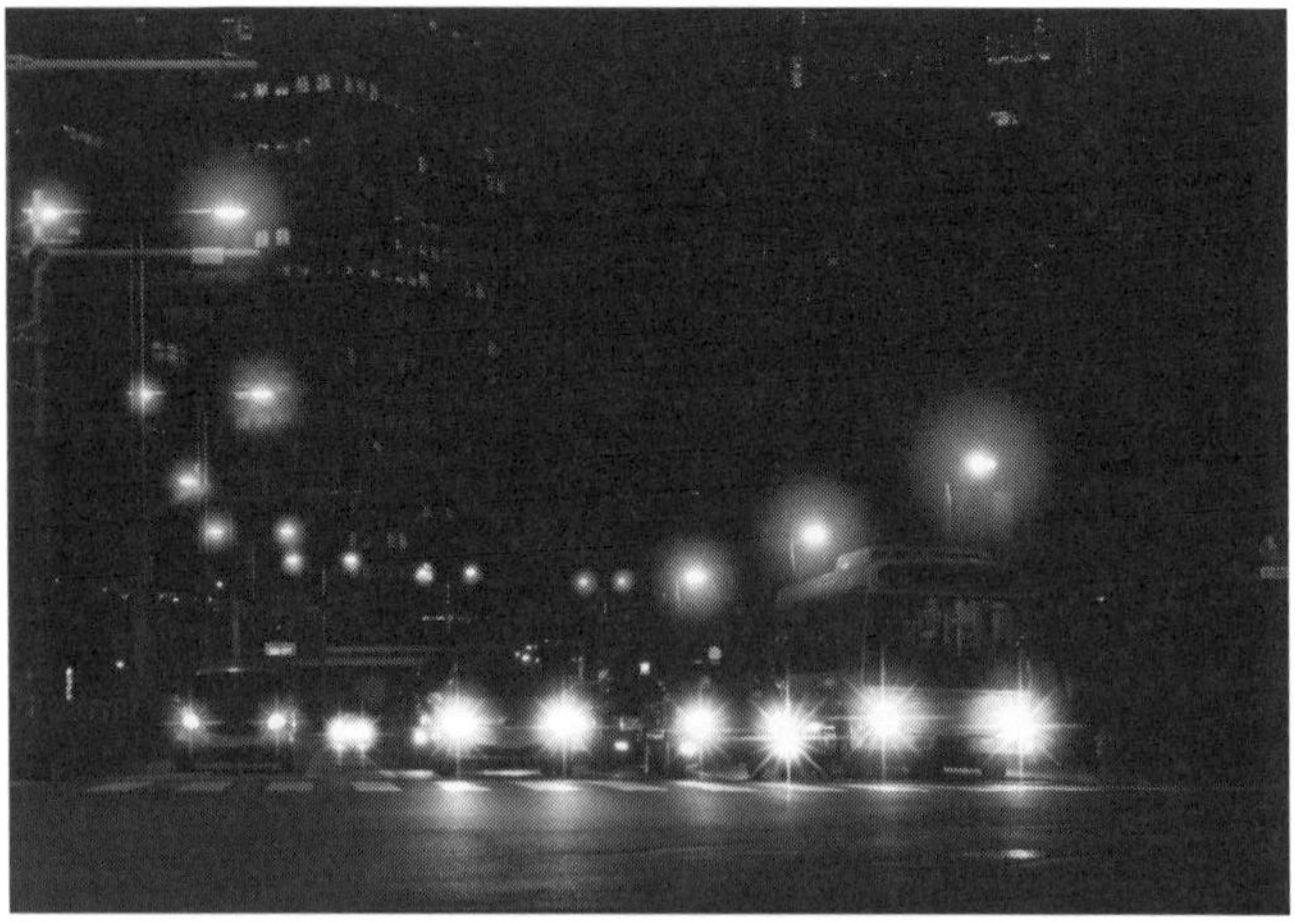

グレアハロー有り

巻頭カラーページ参照

縦方向や横方向に歪みが生じます

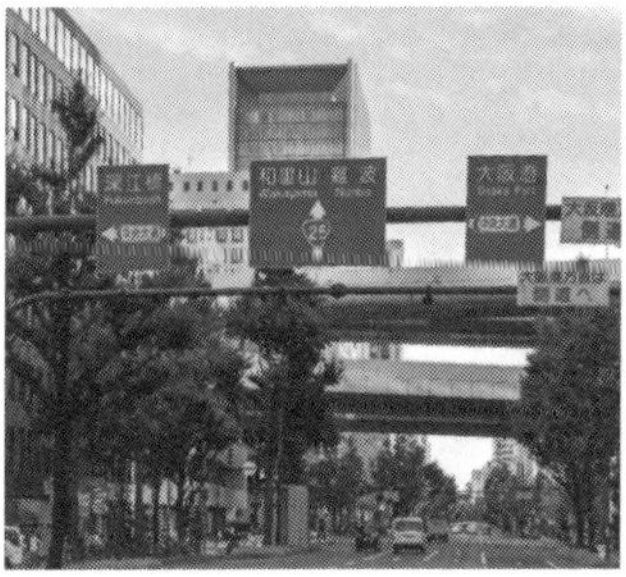

乱視が少ない目

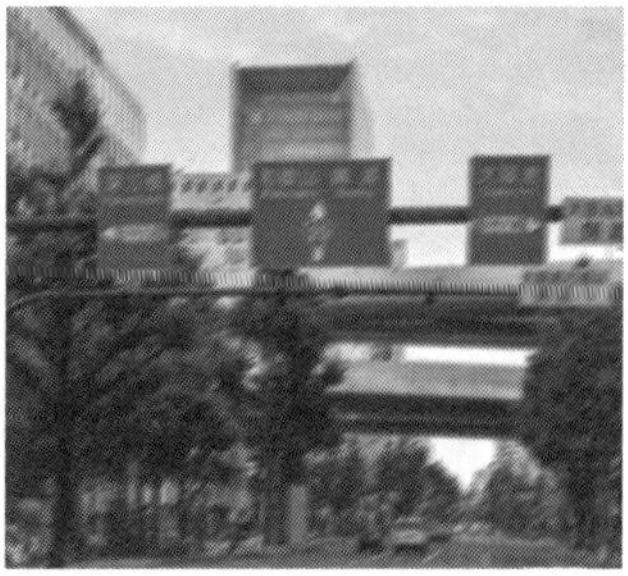

乱視が多い目

巻頭カラーページ参照

しどうしても適応できない方がまれにいらっしゃいます。

眼底出血などの網膜の病気、緑内障で視野の悪い方など、他の目の疾患を合併していて視力が低下している場合は使用できません。

多焦点眼内レンズは「老眼を治す」ために使用するものではありません。あくまで白内障により視力が出なくなった目を、視力が出る状態に治療する上で使用するものです。したがってもともと眼鏡をかければ近くも遠くも不自由なく見える目の方が、白内障手術を行って多焦点眼内レンズを使用して老眼を治し、眼鏡をかけなくても近くも見えるようにする、という使用法はありません。

以上の多焦点眼内レンズの注意点をご理解いた

だけない場合、手術で多焦点眼内レンズを使用することはできません。

他方で「焦点深度拡張型（EDOF：Extended Depth of Focus）」と呼ばれる多焦点レンズもあります。

これは焦点の合う範囲を拡張するタイプで、コントラスト感度を損ねず単焦点眼内レンズと同等の鮮明な見え方を得られ、ハロー・グレア現象を生じることなく、近方60㎝〜中・遠方まで焦点が合うようになります。眼底疾患、緑内障などの他の目の異常がある方も医師の判断によりおおむね使用できます。

ただし近方、おおむね60㎝より近方は近用メガネが必要となります。

なお、単焦点レンズ、多焦点レンズ、それぞれに乱視を矯正する「トーリックレンズ」があります。

乱視が一定以上あり術前検査で適応と判断された症例は、当院では全例トーリック眼内レンズを使用しています。そしてイメージガイドシステムという、手術顕微鏡の視野に切開線や乱視軸が投影、自動追尾されるシステムを用いて眼内レンズの乱視軸を正確に合わせて視力の向上を目指します。

乱視が全くなくなるわけではありませんが大幅に減るため、単焦点レンズ、多焦点レンズ、ともに視力満足度が良好です。

眼内レンズは、一概に「どちらがおすすめ」とは言えません。

一人ひとりライフスタイルや希望が違うように、向いているレンズも違うからです。

例えば、「メガネをかけるのは抵抗がないから、よりはっきり見えるようになりたい」「保険診療内で手術したい」といった希望がある方、タクシー運転手など夜に運転する職業の方、鮮明な見え方が必要なお仕事の方なら、単焦点レンズが向いているでしょう。

一方で、「スポーツをしているから、極力メガネをかけたくない」「近くも遠くも見えるようになりたい」という方なら、多焦点レンズにメリットを感じるかもしれません。

また、白内障とは別に緑内障や眼底出血といった他の病気を併発されていると、多焦点レンズでは視力が出ない可能性があります。

その場合は、単焦点レンズを選んでいただくようになります。

ただしEDOFタイプの多焦点眼内レンズはハロー・グレア現象が抑えられるため、夜間運転する職業ドライバーの方や緑内障、眼底疾患のある方も医師の判断により使用可能です。

すでに片眼に単焦点眼内レンズが入っている場合、症例によってはもう片眼に3焦点眼内レンズを使用して近方を見やすくすることもあります。

視力や目の状態から、その方に向いているレンズをご提案いたしますが、最善の選択をするためには患者様の見え方のご希望の優先順位の把握が大切です。

「自分の生活で必要な視界はどのようなものか？」
「これからの人生、どんな視界で過ごしたいか？」

手術を受ける前には、眼内レンズの特徴を理解していただくとともに、その答えをご自身の中で整理して、ぜひ眼科医にお伝えください。

術前にアンケートを記入していただき術後の見え方へのニーズに合った眼内レンズを検討いたします。

よりよりレンズ選びのためには、そうした患者さんからの声がとても重要で欠かせないものだと考えています。

手術の流れ

眼内レンズを決めたら、あとは手術当日を迎えるばかりです。

手術の話に入る前に、手術までのスケジュールと当日の注意点を確認しましょう。

手術3日前から抗菌剤の目薬の点眼が始まります。忘れてしまうと手術できないことがありますから、忘れずに点眼しましょう。

手術当日は服装や飲食可能時間に気をつけてください。

〈手術までのスケジュールと手術当日の注意点〉（病院により異なりますので、ここでは例として当院での流れをご紹介します）

説明会、術前検査、眼内レンズの決定
←手術6日前ごろ　手術の集合時間をお知らせします
←手術3日前　抗菌剤の点眼を開始
←手術当日　集合時間に来院します

※注意点
・飲食は集合の2時間前までに済ませましょう。内科などの常備薬（降圧剤、糖尿病薬など）も2時間前までに必ず内服してください。飲み忘れると手術中に血圧が上昇するなどして手術に影響を与える恐れがあります。
・のどが渇いたら、お水を少量飲むくらいにとどめてください。利尿作用の高いお茶やコーヒーは控えましょう

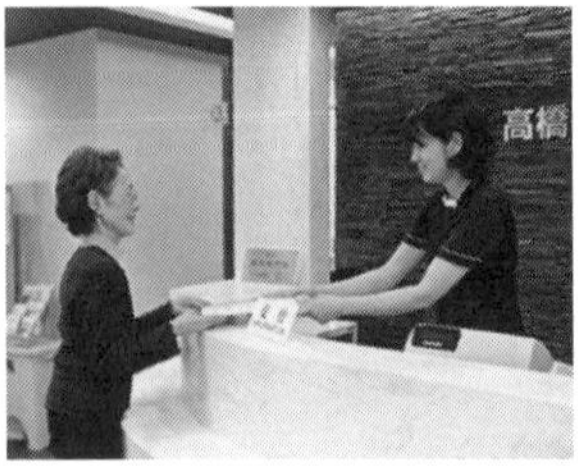

STEP 01. ご来院

予約時間にご来院、受付をしていただきます。

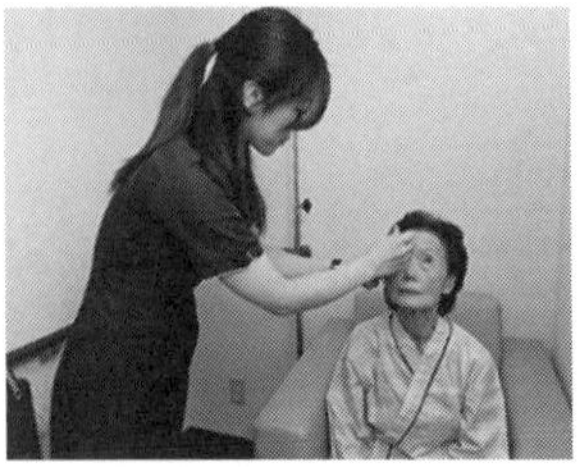

STEP 02. 手術前の準備

リカバリールームにて散瞳薬（瞳を大きく広げる薬）や抗生物質の点眼をし、準備をしていきます。

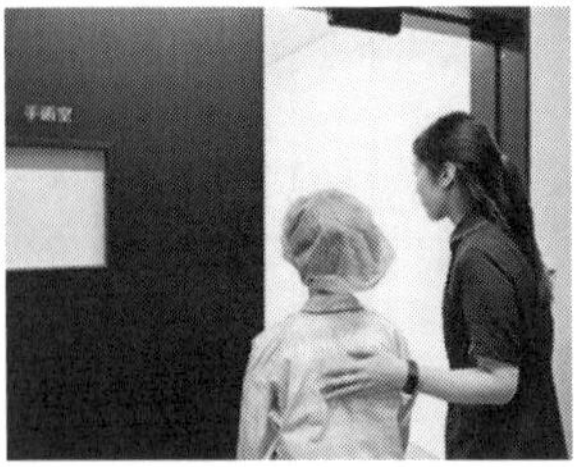

STEP 03. 手術開始

いよいよ手術開始です。

患者様とコミュニケーションを取りながら進行していきます。

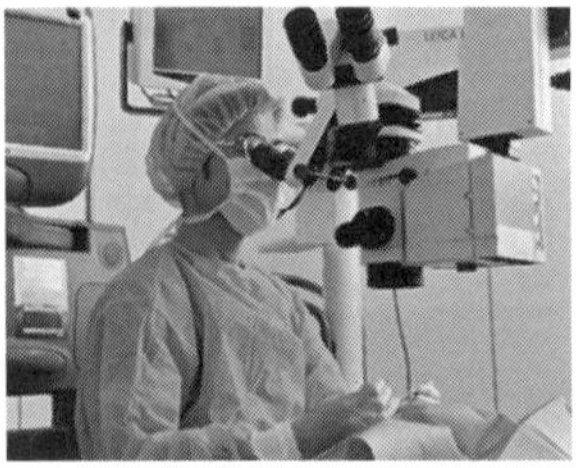

STEP 04. 手術終了

手術自体は通常十数分程度で終了いたします。

準備や消毒なども含めて15分～20分程度で退室していただけます。

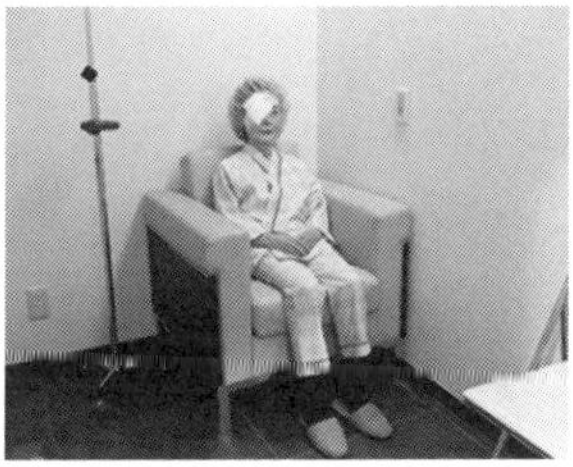

STEP 05. リカバリールームで休憩
落ち着くまでゆっくりとお過ごしください。

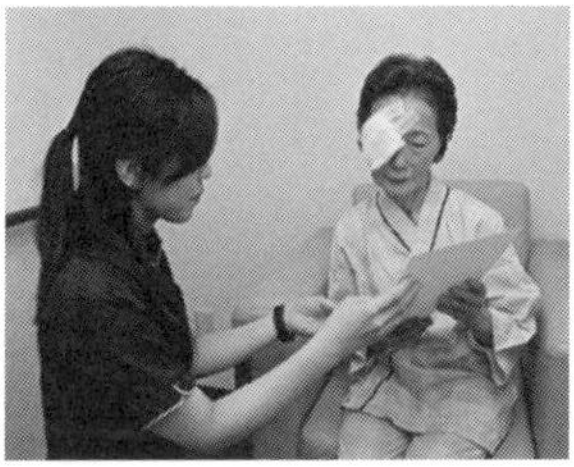

STEP 06. 術後の説明
看護師が術後の生活や、術後点眼、手術患者様専用の緊急連絡先などご説明します。

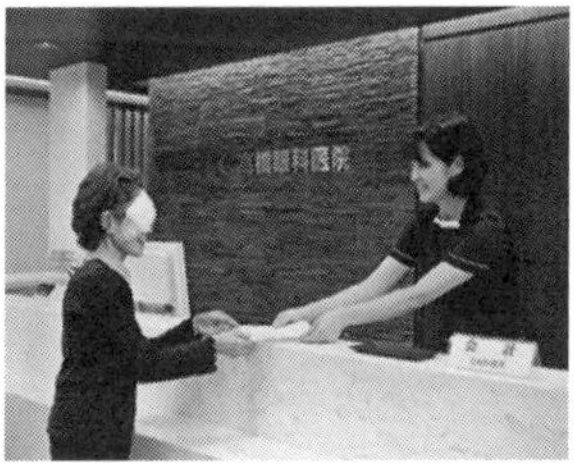

STEP 07. ご帰宅
全身状態の安静を確認し、帰宅していただきます。

・口紅や眉毛も含めてメイクは一切しないでください。洗顔後の化粧水や乳液など無色の保湿剤は使えます
・洋服は、ボタンやジッパーなどで首元が広く開くものを着用してください
・手術翌日に術後の診察があります

では本題の手術についてです。

白内障で濁ってしまった水晶体を取り除き、代わりに人工的につくられた眼内レンズを挿入する。

それが、白内障手術の大きな流れです。

手術時間は、片目につき10～20分程度で、痛みはほぼありませんので、患者さんは「あれ、もう終わったの？」と拍子抜けされるかもしれません。

本項では、一般的に広く行われている「超音波乳化吸引法」について、具体的にどのようなことをするのか、時系列で手順をご説明していきます。

白内障手術（超音波水晶体乳化吸引術）の手順

1．局所麻酔をかける

使用する麻酔薬は、主に以下の3種類です。中でも多くの方に使われるのは、点眼麻酔とテノン嚢麻酔の2つです。

・点眼麻酔：目薬状の麻酔薬。点眼麻酔のみで手術を行う場合もあります。

・テノン嚢麻酔：結膜（白目の部分）の少し奥側に注射で注入する麻酔薬。注射の針は非常に細く、なおかつ点眼麻酔と併用しますので、痛みはほとんどありません。

2．切開してレンズを入れる穴をつくる

白目と黒目の境目を2・3〜2・7㎜程度切開し、水晶体を包んでいる「水晶体嚢」という袋の表面を丸くくりぬきます。乱視の程度によっては、切開位置を変えることがあります。

3．濁った水晶体を超音波で除去する

まず、水晶体嚢の中身（白内障で濁った水晶体）と水晶体嚢の間に液体を入れ、水晶体と嚢を分離させます。

次に、超音波によって濁った水晶体を粉砕し吸引します。傷口が小さく済むため、ほとんどの場合、縫合はしません。

白内障がかなり進行して超音波で粉砕できない場合は、水晶体をそのまま水晶体嚢から摘出する「水晶体嚢外摘出術」が用いられることがまれあります。

その場合、超音波で行うより傷口が大きくなるため、縫合が必要になります。

4．眼内レンズを挿入する

空っぽになった水晶体嚢の中に粘弾性物質を注入し、眼内レンズを挿入して固定します。

トーリック眼内レンズの場合は乱視の軸をイメージガイドシステムを使用し正確に合わせます。

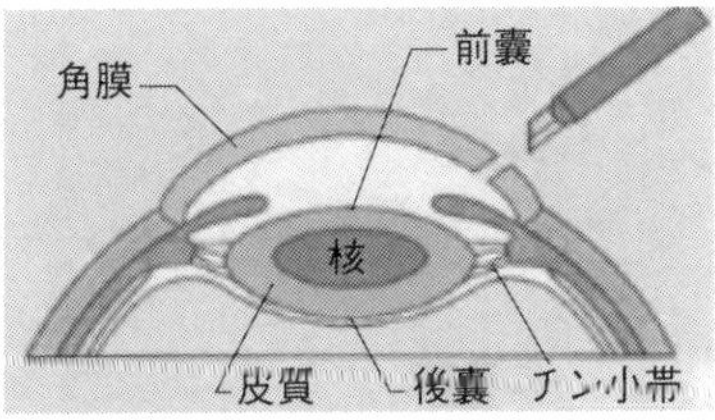

眼球を切開し、水晶体の前嚢を切り取る。

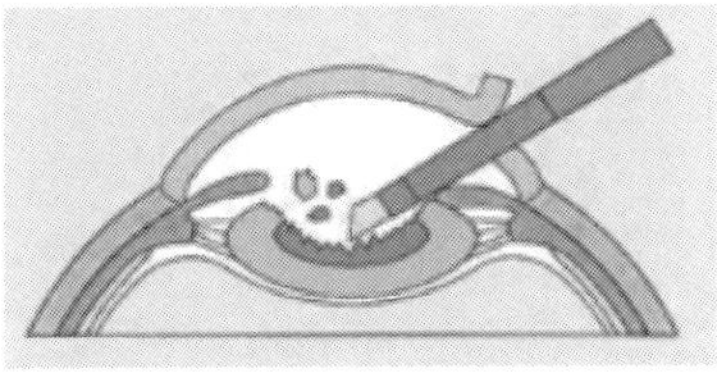

水晶体の核と皮質を超音波で砕き、吸引して取り出す。後嚢とチン小帯は残す。

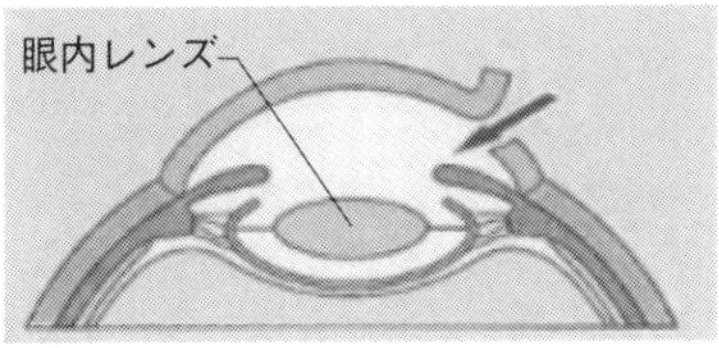

残した嚢の中に眼内レンズを挿入する。

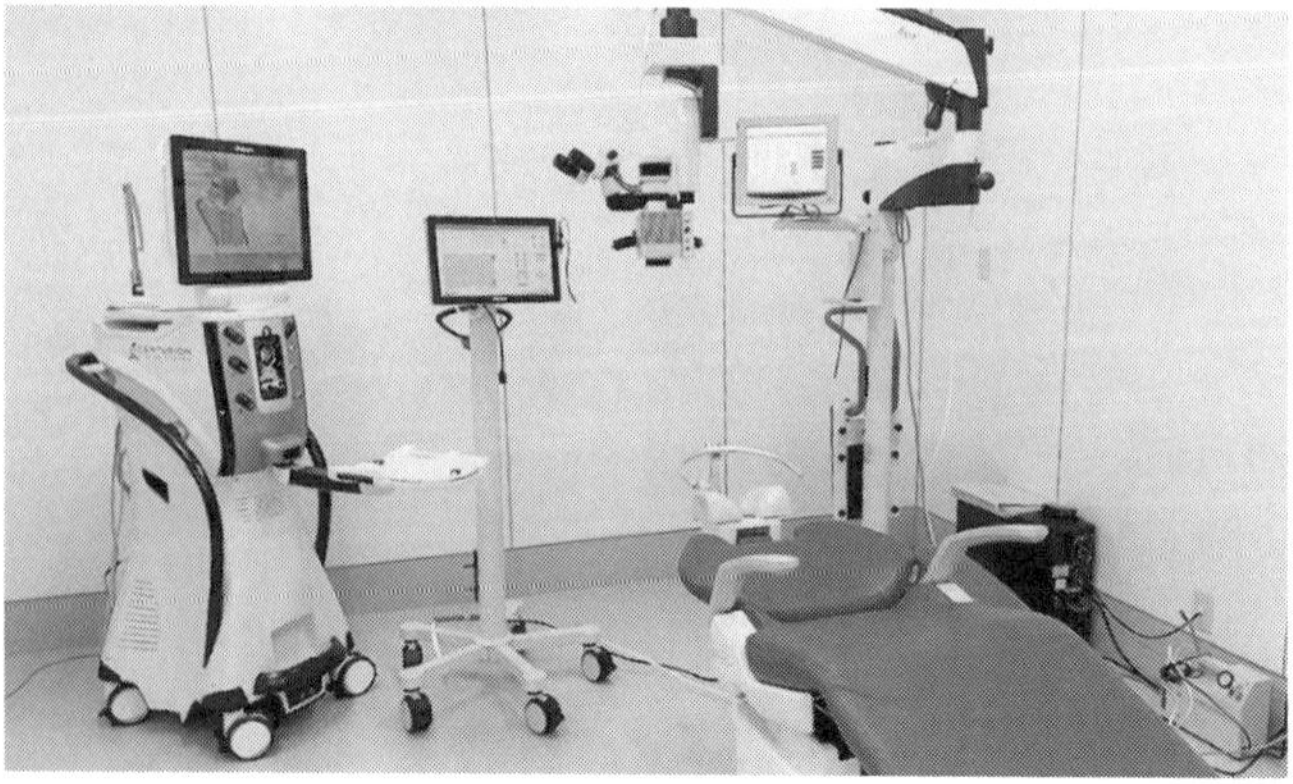

手術室
（左）超音波水晶体乳化吸引装置
（中）イメージガイドシステム
（右奥）手術顕微鏡　（右手前）手術用椅子

そして粘弾性物質を抜去し創口が閉鎖していることを確認し、手術は完了です。

※反対側の目も手術をする場合は、片目の術後1週間程度あけて行います。

「手術中、ずっと目を開けていられるかしら……」

「乾燥してまばたきしちゃわないかな？」

と心配される患者さんがよくいらっしゃいますが、安心してください。

手術の間は開瞼器《かいけんき》という目を開ける

機械を使います。

また、目の乾燥を防ぐため表面に水をかけながら手術を行います。

そのため、患者さんが自分の力で目を開ける必要はないですし、まばたきしてしまうこともありません。


手術のチーム体制は、病院によって異なります。

眼科医ひとりで行う場合もありますが、当院は私と助手の2人体制で進めています。

その理由は、切開位置の確認や乱視用レンズの向きを正確に合わせるため、ガイダンスシステムという機器を導入しているからです。

執刀は私が担当し、機器の操作は助手が担います。

チームワークで、より精度の高い手術を実施しています。


繰り返しお伝えしているように、白内障手術は成功率が高く、安全な手術です。

しかし、非常にまれではありますが、手術を始めてから「眼内レンズを挿入できな

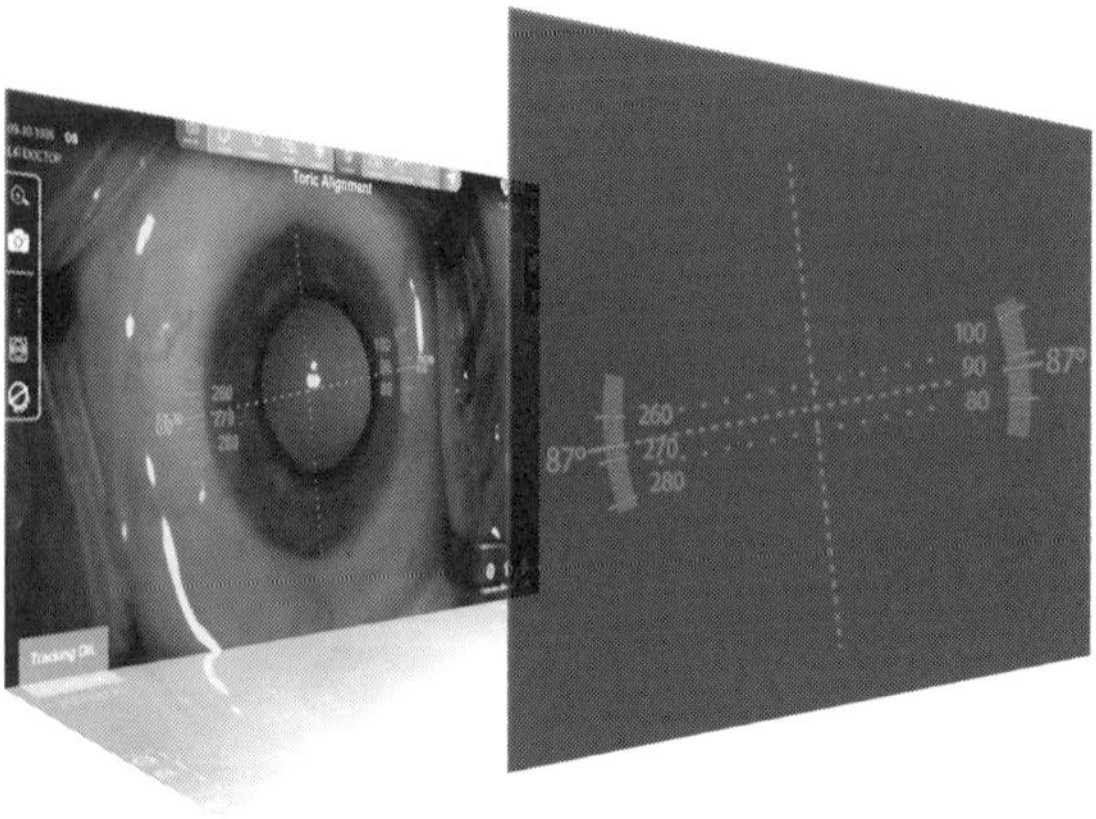

イメージガイドシステム（Image Guided System） 手術顕微鏡の視野に切開線や乱視軸が投影、自動追尾し正確な手術に寄与します

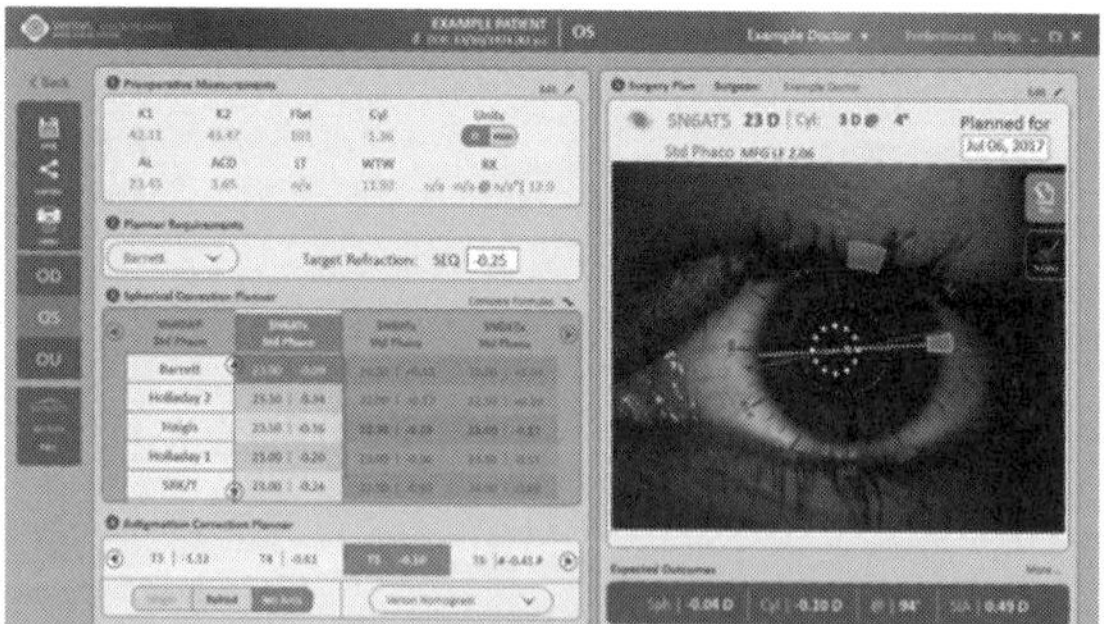

イメージガイドシステム (Image Guided System) 操作画面

い」ことが判明するケースがあります。

原因には、以下のことが考えられます。

- 水晶体嚢の後面の強度が弱く、手術により亀裂が生じた場合
- 水晶体の周囲を支える細い糸状の組織「Zinn氏帯」が断裂している場合

手術中にこのような状態が確認されたときは、眼内レンズの挿入を中止することがあります。

無理にレンズを挿入すると、レンズが目の奥に落下する恐れがあるからです。もし落下してしまうと、再手術が必要になります。

ご自身の目がこのような状態にあるかどうかはあらかじめ予測できることもありますが、手術により実際に水晶体を触ってみなければ分からないことがあります。

万が一眼内レンズが挿入できないと判断した場合は、代わりに目の表面へコンタク

トレンズをつけたり、再手術により眼内レンズを目の中に固定したりといった方法を選択することもあります。

発生確率はまれですが、こうしたリスクが起こりうることは事実です。

手術を受けられる患者さんには必ずご説明して、リスクに関して承諾をいただいています。

手術後～予後

手術が終わった後は、目を保護するために眼帯をつけます。

お着替えをしてご帰宅の流れになります。

手術翌日には、術後の診察がありますので再び来院していただきます。

手術後は、眼帯が少し不便ですが、多くの方が元気に退院されます。

日に日に視界がクリアになるので、うれしくてついアクティブに過ごしたくなりますが、しばらくは注意しなければならないこともあります。

術後の注意点や、白内障手術の予後についてお伝えいたしましょう。

・眼帯について
眼帯は手術後に一晩装着いただき、翌朝に外します。

術後2週間ほどは保護用メガネをかけて過ごされるのが安心です。

日中は、サングラスやお持ちのメガネで紫外線を防ぎましょう。

また、寝ている間は無意識に目をこすってしまう恐れがありますので、保護用メガネをかけてお休みになられるのが安全でしょう。

・術後の痛みについて
例えば歯科治療の場合、麻酔が切れると痛みが出てくることがありますね。

白内障手術でも同じことが起こるのではと不安に思われるかもしれませんが、安心してください。

白内障手術の場合、麻酔が切れてから痛みが出ることはまれです。

ただし、目やにが多く出たり、目がゴロゴロするなどの違和感が出たりすることはあります。

・術後の薬、目薬について

手術後は、抗生物質の飲み薬や目薬が処方されます。

調子がよいとつい忘れてしまいがちですが、服薬、点眼は必ず行なってください。

食事は、手術直後から通常通りしていただけますが、抗生物質を飲んでいる間の飲酒は、薬の効き目が悪くなるので避けましょう。

その後もできれば、1週間ほどは炎症予防のため控えてください。

・洗顔や洗髪について

感染症を防ぐため、手術後5日間は洗顔や洗髪をしないでください。

洗顔は、濡れタオルを絞ったものでやさしくふきましょう。

洗髪は、水で流さないタイプのシャンプーを使用したり、美容院にお願いしたりするのがおすすめです。

上を向きながら顔に水がかからないよう洗ってもらえるのであれば、問題ありません。

・仕事や家事

手術後7日間は、重いものを持つ、長時間立ちっぱなしなど、重労働は控えましょう。

デスクワークや掃除、料理など重労働ではなくても、適度に休憩をとりながら無理のない範囲で行なってください。

・運転について

視力の回復具合によって再開できます。

手術翌日の診察で医師に確認しましょう。

手術前とは見え方が変わっていることに注意が必要です。

特に、多焦点レンズを入れると、夜間にまぶしさを感じて見えづらくなる場合があります。

最初は短い距離から始めて、見え方に慣れていきながら、徐々に距離を伸ばしていけるとよいですね。

・運動について

お散歩程度の運動であれば、手術翌日からしていただいて大丈夫です。汗をかくような運動は、手術後2週間は控えましょう。

水泳や球技といった、目を打撲するおそれがある運動については手術後1か月間控えてください。

・こんなときは病院へ！

もし事故や運動などにより「目をぶつけた」、「目にボールなどがあたった」といった打撲が起きた場合は、必ず病院で診察を受けてください。

・視力について

白内障手術を受けると、多くの方は矯正視力が1・0近くまで改善します。

ただし、網膜の中心にある黄斑部にむくみが出る黄斑浮腫など、眼底に疾患がある場合や、術後に炎症が起きている場合などは、視力が改善しないことがあります。

白内障の影響で手術前は眼底がはっきり観察できず、手術によって眼底がはっきり見えるようになり、その結果新たな異常が明らかになるケースもあるのです。

そうした異常を早期発見するために、手術後も定期的に眼底検査を受けるようにしましょう。

手術後気を付けたい、合併症

白内障手術には、起こる確率は非常に低いものの、合併症のリスクがともないます。合併症が起こると手術をしても視力が上がらなかったり、再手術が必要になったりすることがあります。

代表的なものをご紹介しましょう。

・眼内炎

手術時の傷口から細菌感染することで、目の中に強い炎症が起きます。発症確率はごくわずかですが、発症すると失明の恐れがあります。

予防には、手術3日前から点眼する抗菌剤の目薬と、手術後の抗生物質や抗菌剤の内服です。

場合によっては、点滴も使用します。

患者さんができる予防策は、手術5日後まで洗顔や洗髪は避け、目の中に水を入れないことです。

・駆逐性《くちくせい》出血
手術の刺激によって、眼底から突然出血する症状です。

発症は予測できないため、手術中に判明することになります。

発症確率はごくわずかですが、発症した場合は失明の恐れがあります。

・網膜血管の閉塞
眼底の網膜にある動脈の血流が悪くなる症状です。

発症確率はごくわずかですが、発症した場合は失明の恐れがあります。

・眼圧の上昇

緑内障の方は、手術後に眼圧が不安定になることがあります。眼圧が上昇した場合は、視野障害が進行するケースもあるので注意が必要です。

・角膜浮腫

角膜の内側にある内皮細胞の数が少ないと、手術後に角膜が浮腫《むくみ》を起こして、視力改善が一時的に悪くなる場合があります。浮腫が長時間ひかない場合は、水疱性角膜症になり、角膜移植が必要になることもあります。

角膜の内皮細胞の数は、術前検査で確認しますので、リスクがある方は事前にわかります。

手術中に症状が出る合併症であれば、医師が確認できるため、すぐに対処することができます。

しかし、手術後に症状が出た場合は、患者さんが異常に気づかないことも考えられます。

次項でくわしくご説明しますが、手術後は忘れずに定期検診を受け、医師に経過をみてもらいましょう。

定期検診を忘れずに

手術が終わって翌日に術後検査を受けた後は、手術の「1週間後」、「1か月後」、「3か月後」、「半年後」と定期検診が続きます。

「術後1年の定期検診」を受けたら、白内障手術にともなう通院は終了となります。

内容としては、以下のことをみます。

- 視力の経過
- 手術による炎症の有無、炎症部分の観察
- 眼圧が正常値であるかの確認
- 角膜の内側の細胞数が減少していないかどうかの確認

・角膜や目のカーブの変化状態の確認

ご自身では「調子がよい」と感じていても、実際に目を見てみたら異常が発生していたというケースも中にはあります。

また術後の調子がよい人ほど、定期検診からだんだんとフェードアウトしがちというのも感じているところです。

お気持ちはとてもよくわかるのですが、手術後の見え方や目の状態を正しく診断し、深刻な合併症や眼内レンズの異常などを早期発見するためにも、定期検診はきちんと受けていただきたいと思います。

目は一生使う大事な器官です。

だからこそ、眼科医と連携しながら、何よりあなた自身が大切に扱うことを意識しましょう。

第4章

患者さんエピソード

これまで白内障という病気の特徴、症状、また白内障手術を受けるにあたり患者さんに覚えておいてほしいことをお伝えしてきました。

白内障手術に関する理解が深まってきたところで、最終章となる本章では実際、白内障手術を受けた患者さんのエピソードをご紹介します。

年代も、白内障手術に至った背景もそれぞれ違う6人の方のお話をどうぞお聞きください。

「怖いから手術を受けたくない」90代の女性　Sさん（両目手術）

はじめにご紹介するのは、90代女性のSさんです。

ご家族と同居されていたSさんは、80代の頃から当院に通われていた方でした。

その間にゆっくりと白内障は進行し、80代後半の頃には顕著な視力低下がみられたのです。

私は、

「Sさん、視力が低下しているので、白内障の手術をした方がよいかもしれませんね」

とお伝えしていたものの、もともと手術をとても怖がっており、

「私は手術しなくても今見えているから大丈夫」

とお答えになるばかり。そのため、私の方も無理には勧められなかったのです。

しかし、90代になってから視力が0・1を切り、徐々にご家族との会話がおぼつかなかったり、物忘れがひどくなったり、日中をぼーっと過ごしたりとやや認知症のような症状が出てくるようになりました。

この状態に同居のご家族も心配され、白内障手術を受けるよう、Sさんを説得したところ、ご本人も手術を受ける気持ちになってくださったのです。

高齢ということもあって、手術の事前説明を受ける際も、当日もご家族の方が付き添ってくださり、手術は無事成功。

その後、通院でいらしたときには今までとは見違えるくらい表情が明るく、またはっきりとお話されるようになっていました。

「テレビがすごくよく見えるようになったんです、先生。ありがとうございました」

と満面の笑顔を浮かべる姿を今でもよく覚えています。

Sさんのご家族も「おばあちゃんと会話が普通にできるようになり、手術を受けて本当に良かった」と喜んでいらっしゃいました。

これまでの章でもお伝えしてまいりましたが、視力が回復することで認知機能が改善し、ご家族と会話ができるようになったり、外出しようとするなど、行動そのものに良い変化が現れることが多いのです。

そういう意味で、「元気で長生きする秘訣のひとつ」と言ってもよいでしょう。

ところが、80代以降で白内障の手術を患者さんにご提案すると、

「いや、もうこの先20年も30年も生きないから……」

「今更受けてもそんなに生活は変わらないでしょう?」

という方がいらっしゃいます。

しかし、目が見えないことで、転んでけがをしてしまったり、そのことがきっかけで食事もできなくなってしまうぐらい体が衰弱する場合もあります。

手術を受けないことで、患者さんご自身にとって不利益を被ることが多いのです。

また、将来けがや病気が見つかり、体の状態が悪くなると、目の手術ができなくなってしまう場合も考えられます。

「元気なうちに手術をしておく」方が結果的に、より充実した生活を送ることができるのではないかと私は感じています。

実際、当院では90代の方や１００歳を超えた方でも手術をして、元気で過ごしている方が大勢いらっしゃいます。

「高齢だから」という理由で白内障の手術を避けるのはとてももったいないことです。

何か気になる目の症状があれば、まずはみなさんのかかりつけの眼科医の先生にご相談いただければと思います。

「持病があっても手術を受けることができた」
50代男性（両目）

40代～50代という比較的若い年齢の方も、白内障を発症することはあります。

50代のMさんもそのひとりでした。

ただしMさんの場合は単なる白内障ではなく、糖尿病から引き起こされる「糖尿病性白内障」によるものでした。

ドライバーの仕事をしていたMさんは、日中でも目がよく見えないときがあり、運転に差しさわりが出るとして、当院を訪れたのでした。

運転のお仕事という性質上、より安定した視力を求められるため、白内障は一般の方より深刻に考える必要がありました。

早速検査をしてみると、すでに重症の眼底出血を起こしており、このままでは最悪失明の危険性もありました。

この状態で白内障の手術をするのは難しいと判断し、2段階に分けて治療を行うことにしたのです。

まずは、眼底出血の治療を行い、それと並行して血糖コントロールもしていただく。その次に、眼底出血がある程度安定してきたところで白内障の手術をする。時間はかかりますが、慎重な進め方が必要となりました。

早速1段階目としての治療が始まりました。

眼底にレーザーを当て出血を止める治療を行い、かかりつけ医の先生と連携して血糖コントロールを行いました。

その後、眼底の状態が安定してきたところで白内障手術に踏み切ったのです。

通常であれば白内障の手術後は、視力が1・0前後出る方が多いもののMさんの場合は糖尿病の影響もあってか、視力の出方が弱いままでした。

しかし、まぶしさや物のにじみがかなり改善されたことで、運転も格段にしやすくなり、無事ドライバー業務に復帰することができました。

じつは、Mさんの劇的な変化はこれだけではありません。

白内障手術をきっかけに血糖コントロールをご自身で行うようになり、それまで通っていなかった内科にも通院するようになったのです。

その結果、眼底出血もほとんどみられなくなったほか、失明のリスクも下げることができました。

現在ご本人は月1回の定期検診を続けながら元気に仕事に励んでいらっしゃいます。

Mさんの場合は、糖尿病の持病によって白内障が比較的早く発症した可能性があります。

さらに、眼底出血が示すように全体的に体の血管がもろくなっているため、とくに血糖値のコントロールが視力を安定させるひとつのカギとなりました。

Mさんのような症例は珍しいことではなく、糖尿病を抱えている方であれば起こりやすい事柄です。

しかし、むやみに怖がることはありません。

自分の全身状態を知っておくこと。全身状態で悪いところがあれば改善していくこと、この2つがとても大切なのです。

白内障の手術前には、必ず全身状態を確認します。

そのため、改めてご自身の持病や健康状態を見直すひとつのきっかけになるようです。

ぜひ、白内障手術をご自身の健康管理の一つとしてとらえていただけたらと思います。

「パソコン作業で目を酷使していた」40代男性

次に登場するのは、前項のMさんよりももっとお若い40代男性、Bさんです。

Bさんは、ITエンジニアとして働かれている方で、朝から晩まで1日10時間以上パソコンの前で作業を行う忙しいビジネスマンの方でした。

長時間の作業を何年も続けてこられ、眼精疲労などを感じる機会も多かったようです。

来院されたとき、「パソコンのモニター上に映る字がかすむ」「モニターをまぶしくて見つめていられない」といった主訴がありました。

そのうえで「忙しいので早く仕事に復帰したい」「なるべく眼鏡をかけたくない」というご希望があったのです。

そこで早速検査をしてみると、白内障が進んできていて手術が必要な状態でした。

Bさんの仕事の状況、またご希望を鑑みた結果、多焦点レンズをご提案いたしました。

その結果、Bさんは多焦点レンズでご自身の希望されていた視力をしっかり出すことができたのです。

現在は、眼鏡なしで仕事も、運転もスポーツも楽しまれていらっしゃいます。

とくに働き盛りで、体力もある若い方は多焦点レンズを選択されることが多いもの。やはり、眼鏡がなく生活できるのは快適ですし、スポーツなどで眼鏡がズレたり気にしたりといったわずらわしさもありません。

眼鏡をかけずに過ごす期間が長ければ長いほど、多焦点レンズのメリットを享受できる時間が長くなると言ってもよいでしょう。

当院では、患者さんのライフスタイルやどんなお仕事をされているのかなどをしっかり伺うほか、ご自身が理想とする見え方もお聞きします。

例えば、「眼鏡はできればかけたくない」のか、「眼鏡をかけてもいい」というだけでもレンズ選びは変わってきます。

また、遠くが見えるほうがいい方もいれば、手元での作業が多いので近くがはっきり見えた方がいい、という方もいらっしゃいます。

患者さんが生活を送るうえで、どの部分にウエイトを置くのか、それをしっかりと考えていくのが眼内レンズ選びには重要と言えるでしょう。

「抗がん剤を使っています。手術はできますか？」70代男性

つぎにご紹介する70代男性のNさんは、私にとって忘れられない患者さんの一人です。

Nさんが来院されたのは、消化器系の進行がんを患われ、抗がん剤を投与しているときでした。

ご夫婦と一緒に来院され、お話を伺うと、

「余命宣告はされているが、まだ数年ある。ただ最近白内障が進んできて、手術を受けたい」

というお話でした。

検査してみると、たしかに白内障の手術が必要な状態だったのです。

限られた時間の中でできる範囲で外にでかけたり、奥さんと会話をしたり、読書をしたい。

そういった思いは痛いほど伝わってきました。

そこで私は、Nさんがかかっている消化器科の先生に問い合わせてみることにしたのです。

すると、

「普段の治療で抗がん剤は使っているけれども、抗がん剤を使用しない期間もある。そのときは体調が安定しているので、その時期であれば手術して問題ない」

という回答でした。

奥さんからも「元のように見えるようになってほしい」という強いご希望があり、当院では抗がん剤の治療をお休みする期間に、手術を行いました。

手術は成功し、はっきりと見えるようになったのです。

それから約2年が経った頃でしょうか。

奥さんがお見えになったのです。

お話を聞くと、「先月、旅立たれた」とのこと。

丁寧にお越しくださったことだけでも感激でしたが、さらに奥さんは、

「目がすごく見えるようになったこと、主人はとても感激していました。〝本当に手術受けて良かった〟と言っていました」

とお話してくださったのです。

それを聞いた私は、思わず目の奥がじーんと熱くなるのと同時に、「最期の最期まで患者さんが生き生きと過ごすためには、〝見える〟というのがとても重要な意味を持つのだな」と感じたのでした。

当院にも、

「先生、がんの治療中なのですが、手術はできますか?」

「透析をしているのですが白内障の手術はできますか？」

という方がいらっしゃいます。

治療中の方であっても、治療をしている担当医の先生からGOサインが出れば、基本的に白内障の手術は可能です。

がんのようなご病気であっても、全身状態が安定していて、担当医の先生から許可が出れば手術を行います。


ただし、あまりにも全身状態が悪化していたり、全身の機能が落ちている場合や、手術後の傷口の治癒に影響が出る場合、あるいは感染や炎症の悪化が懸念されるときなどは手術を断念するケースもあります。

あるいは、全身状態の回復を待ってから手術にのぞむ場合もあります。

さらには高齢の方で、認知症が進行している場合は、手術をご理解できなくてどうしても手術ができないときもありますが、総じて手術できる場合の方が非常に多いのです。

患者さんの中には、
「私、がんの治療中だからきっと白内障の手術は難しいだろうな」
「自分は命にかかわるような病気だから白内障の手術は難しいかもしれない」
と案じ、なかなか来院できない方もいらっしゃいますが、手術できる、できないにせよ目に何らかの症状がある場合は診察を受けていただきたいと思います。

目の異常は白内障とは限りません。

他の病気を見つける、という意味でもぜひ異常を放置しないでいただければと思います。

当院では、ほかに持病を持たれていないか、問診票に書いていただくほか、口頭でも確認させていただいております。

また実際手術を受ける際には心臓や呼吸器の機能は大丈夫か、腎機能や肝機能が低下していないかどうかなど、検査を行い問題がなければ手術を行います。

なお、透析の患者さんで白内障の日帰り手術をする方も多くいらっしゃいます。透析する日は体が疲れてしまうため、手術には適しません。そのため、透析日と手術日が重なる場合は、透析日をずらしていただくこともあります。

また、使用する薬剤の量を腎臓に負担がかからないように調整したり、血液を固まりにくくする薬をどのタイミングで使用するか、透析の担当医の先生と相談しながら進めていきます。

今の時代、なんらかの持病を抱えていらっしゃる方が大半です。

「私は持病があるから白内障の手術はできないだろう」とあきらめてしまうのではなく、まずはご相談いただけたらと思います。

「4度目の正直でようやく手術を受けることができました」50代女性

手術を受けるとなれば、誰しも大なり小なり不安を感じますよね。

とくに目という日常生活の全てに関わる大事な器官、身体の中でもひときわ繊細な器官であればなおさらでしょう。

また、白内障は一般的に時間を掛けて徐々に見えづらくなります。

そのため、「お医者さんにかからなきゃ」というタイミングが取りづらいという特徴もあります。

まったく見えないわけではないので、不便を感じながらも日常生活を送り「もうこれ以上は厳しい」と感じ、初めて眼科を受信するという方が実はかなりたくさんいらっしゃるのです。

当院に訪れた50代の女性Wさんも、まさしくこのパターンでした。

さらにWさんの場合は、手術を受ける踏ん切りがつかず、精神的にも少し不安定な状態でした。

検査をしてみると、白内障はかなり進んだ状態でした。

日常生活でもモノが見えずにぶつかったり、人の顔がぼやけてしまってわからないなど、不便さを感じていたようです。

Wさんの場合は、性格上神経質なところがあり、検査内容や、その結果にも不安を感じてしまうような方でした。

ご本人にとっては、手術は相当怖いものだったのでしょう。

事前の説明会や診療のたびに懇切丁寧にしても、直前で「先生、やっぱり手術を延期してください……」と震えるような声でおっしゃるのです。

白内障手術は年間を通して混みあう手術のひとつ。

当然、他の患者さんも順番を待っていらっしゃるわけですし、その後のスケジュールもあります。

キャンセルしてしまうと順番待ちの最後尾にならぶことになりますから、数ヶ月間は遅れてしまうのです。

そのことを説明しても、Wさんはなかなか手術に踏み切れなかったのです。

手術の予約はするもののキャンセルする、というのをなんと3回も繰り返されたのです。

キャンセルすると少し気まずくなるのか、しばらくいらっしゃらなくなるのですが、数ヶ月経つと、またいらっしゃるのです。

そうしたことが1年以上続いたでしょうか。

「今さら他の病院にも行けない、行くのも怖い」というのもあったと思いますが、なにより、「ここで手術を受けたい」という気持ちも、また私のことも信頼していただいているな、とも感じていました。

だからこそ、Wさんの白内障手術前のこと、手術中のこと、そして手術後は今よりも格段に見えるようになるということを何回もご説明しました。

そうして、1年半が経過した頃、Wさんはついに手術を受ける決断をされました。

手術当日。手術着に着替えていただく前から過度に緊張されていましたが、私は「大丈夫ですよ、手術は痛みもなく終わりますから」「そばに看護師さんもいますから、安心ですよ」とWさんにお声がけをしました。

手術中も、普段よりも頻繁に私の方からWさんに状況をお伝えしました。

「今こういうことをやっています」

「順調ですよ」

「痛くないですか」

など、また終わりが見えてきたら早めに、

「もうすぐですよ」

と言って緊張をなるべく和らげるよう努めたのです。

終始体に力は入っていましたが、無事に手術は成功。

1週間後、もう片方の目を行った際には前回の時よりも落ち着いて手術を受けていらっしゃいました。

両目の手術が終わった時のWさんの本当にほっとされた顔を今でも覚えています。

その後、視力も順調に回復し、仕事や家事がしやすくなったと喜んでいらっしゃいました。

「これならもっと早くやれば良かった」と涙ながらにおっしゃるのを見て、長い時間はかかったものの、無事に手術を受けて回復されてよかった……と私も感無量になったものです。

手術をキャンセルされる方は、ほかの患者さんでも時折いらっしゃいます。

日帰りで出来る手術だと言っても踏ん切りがつかずに、直前で怖くなってしまって「どうしてもやりたくない」と思われてしまうようです。

当院では、そのような場合でも極力患者さんのペースに寄り添うことを大事にしています。

また、手術中は積極的にこちらからお声がけするだけではなく、看護師さんが患者さんの手を握ったり手をさするなどして、リラックスして手術を受けてもらうこともあります。

近くで誰かが力づけてくれているというのは、患者さんの安心感にもつながるからです。

50代から白内障の手術を受ける方はそれほど多くありませんが、一定数手術が必要な方もいらっしゃいます。

何か目の違和感や異常を感じたら、おひとりで悩まずにまずは眼科を訪ねていただければと思います。

「先生、やってよかったです」60代男性(両目)

白内障の患者さんには内科的な病気を持っている方以外に、手足が不自由だったり耳が聞こえないといった障がいを持った方もいらっしゃいます。

当院に付き添いの方といらっしゃったのは、60代の耳の不自由な男性Dさんでした。区役所の紹介で来られたDさんは、診察の際、とても不安そうで落ち込んだ様子でした。

それも無理はありません。

普段、手話や筆談などで他の人と意思の疎通をはかっていたDさんでしたが、白内障がひどくなって、筆談の文字が見えづらくなってきたというのです。

実際、耳の不自由な方にとって目が悪くなる、というのはとても怖いことだろうと思います。

見えなくなってしまうと外界との接点を失ってしまう可能性があるからです。

検査をしてみると、幸いDさんの白内障の状態は手術すればよくなる、というものでした。

そのことをDさんに告げると、少しほっとされたのか「先生、すぐに手術をお願いします」ということになったのです。

手術をするにあたって、課題となったのが手術中の意思疎通の方法でした。

通常であれば手術中に私の方から患者さんに「痛いですか?」「違和感はありませんか?」などと聞くこともあるのですが、Dさんにはその問いかけ自体が伝わりません。

Dさんと手術中に意思疎通をするにはどうすればいいか。

考えだしたのが、手術直前までは手話の通訳の方に入っていただき、手術に入ってからはカスタネットを手に持っていただき、意思疎通することにしました。事前に「何も問題がなかったら鳴らさない」「痛みがあったらカスタネットを3回鳴らす」という風に決めておき、手術にのぞんだのです。

幸い、手術中にカスタネットが鳴ることはなく、無事手術は成功。手術終了を待ってくださっていた手話通訳の方も一緒に喜んでくださいました。その後、Dさんの視力は回復。「以前よりも出かけやすくなりました」と笑顔でおっしゃってくださいました。

私は視覚障害の診断書を書く資格も持っていますので、Dさんのような障がいを持った方を行政からご紹介される場合もあります。

といっても、すべての方が日帰り手術に適している、というわけではありません。車椅子を使用されている方などで、移動が不便な患者さんの場合は入院して手術を受けたほうが安心ですので、入院設備のある病院を紹介する場合もあります。

しかし、移動の介助ができる付き添いの方がいらっしゃって、なおかつ患者さんが希望すれば当院で手術をすることもあります。

患者さんにとってより安全で、メリットが大きい方を選択するようにしています。

いずれの場合も患者さんのご希望を聞いて、「当院で手術を受けたい」とおっしゃってくださった場合はそのご希望に沿うよう、力を尽くしております。

おわりに

これまで多くの患者さんの白内障手術を行ってまいりましたが、中でも忘れられない患者さんがいます。

その方は80代の女性の患者さんで、付き添いの方と一緒に来院されました。検査をしてみると白内障が相当進行し、両目とも全く見えていないことがわかりました。

私は「すぐに手術を行いましょう。必ず今よりも見えるようになりますから」とお伝えしたものの、手術後、本当に見えるのかどうか、とても不安を持っていらっしゃいました。

それまでもう何年も見えない状態が続いたということもあり、「私の眼はきっとこのままなんだろう」そう思われていたのだと思います。

そうして迎えた手術でしたが、無事に成功。

手術後ゆっくりと目を開けると、女性は驚いたような顔をされました。

これまで見えなかった世界が一気に目に飛び込んできたのでしょう。

次の瞬間、「先生本当にありがとうございます」と私に抱きつくようにして、大粒の涙を流しながらワーッと泣き出されてしまったのです。

そのとき、私は改めて患者さんがいかにつらい思いをしてきたか、ということを知るとともに「この仕事をやっていてよかった」と思ったものです。

本書でも書かせていただきましたが、視界が奪われる、というのは誰しも怖いことです。

しかし、白内障は一般的に徐々に視力が落ちていくため、「年だからこんなもんだろう」「見えなくても仕方ない」と思ってしまいがちです。

しかし、決してそんなことはありません。

白内障手術によって、快適に見える生活は取り戻すことができるからです。

現在は眼内レンズや手術で使用する機械などの精度が向上し、乱視の方などでも視力が出るレンズも増えてきました。

結果が出る、安全性の高い手術ではありますが、その一方で手術後の見え方に関しては、事前にしっかりと理解していただくことがとても重要です。

単焦点レンズや多焦点レンズの見え方の違いや単焦点レンズ、多焦点レンズそれぞれのメリットデメリットなどは、本書を読んで改めて理解を深めていただけたらと思います。

さいごになりましたが、本書を執筆するにあたって多くの方のお力添えをいただきました。

いつも診療を円滑に行えるようにサポートし資料の整理をしてくださっている医院

スタッフ、いつもご指導いただいている慶應義塾大学医学部眼科学教室、各大学、連携病院の先生方、眼科医会、医師会の先生方、ご協力いただきました多くの患者様、サンライズパブリッシングのスタッフの方々、そして数々のデータや論文をまとめてもらいいつも私を支えてくれる副院長であり妻の髙橋祐子、その他本書に関わりました多くの方々に深く感謝申し上げます。

髙橋弘毅 たかはし ひろき

医療法人慶和会 高橋眼科医院　院長

～経歴・資格～

慶應義塾大学医学部卒業　医学博士

慶應義塾大学医学部眼科非常勤（緑内障外来）

日本眼科学会認定眼科専門医

光線力学療法（PDT）認定医

足利赤十字病院眼科部長

東海大学健康科学部・慶応義塾大学医学部分子生物学教室研究員（緑内障遺伝子の研究）

日本鋼管病院眼科部長

済生会神奈川県病院眼科医長

身体障害者福祉法指定医

視覚障害者用補装具適合判定医師

プロデュース：水野俊哉
装丁・ブックデザイン：鈴木大輔（ソウルデザイン）
ＤＴＰ：株式会社キャップス
取材協力：掛端玲

白内障といわれたら最初に読む本

2023年10月29日　初版第1刷発行

著　者　　　高橋弘毅
発行元　　　サンライズパブリッシング株式会社
〒150-0043
東京都渋谷区道玄坂1-12-1　渋谷マークシティW22階

発売元　　　株式会社　飯塚書店
〒112-0002 東京都文京区小石川5-16-4
TEL03-3815-3805　FAX03-3815-3810
http://izbooks.co.jp

印刷・製本　中央精版印刷株式会社

ISBN　978-4-7522-9010-0　C0047